组织工作委员会

主　任　王　斌
副主任　赵　芳
成　员　张来存　杨显亮　田　超　王　燕　高晓亮　胡佳祥

顾问工作委会

主　任　袁汉民
副主任　秦　垦　马　晖

编纂工作委会

主　编　杨森林
副主编　曹有龙　王　斌　祁　伟
成　员　何　军　曹　雄

统　筹　杨　昊　乔文君

图片提供　王　毅　杨月凤　邢学武　赵永琪

1+x枸杞职业技能等级认证教材

中宁枸杞职业技能等级证书鉴定用书

高级上册

《中宁枸杞职业技能等级证书鉴定用书》编委会 主编

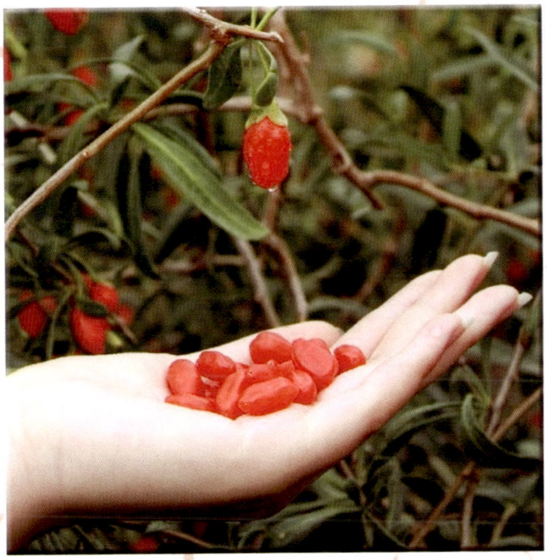

黄河出版传媒集团
阳光出版社

图书在版编目（CIP）数据

中宁枸杞职业技能等级证书鉴定用书：高级：上下册 / 本书编委会主编. -- 银川：阳光出版社, 2023.12
ISBN 978-7-5525-7229-2

Ⅰ. ①中… Ⅱ. ①本… Ⅲ. ①枸杞－职业技能－鉴定－教材 Ⅳ. ①R282.71

中国国家版本馆CIP数据核字(2024)第012844号

中宁枸杞职业技能等级证书鉴定用书 高级 上下册

《中宁枸杞职业技能等级证书鉴定用书》编委会 主编

责任编辑 马 晖
封面设计 马春辉
责任印制 岳建宁

黄河出版传媒集团 阳光出版社 出版发行

出 版 人 薛文斌
地 址 宁夏银川市北京东路139号出版大厦（750001）
网 址 http://www.ygchbs.com
网上书店 http://shop129132959.taobao.com
电子信箱 yangguangchubanshe@163.com
邮购电话 0951-5047283
经 销 全国新华书店
印刷装订 宁夏云成印刷包装有限公司
印刷委托书号 （宁）0028382

开 本 787 mm × 1092 mm 1/16
印 张 11
字 数 170千字
版 次 2023年12月第1版
印 次 2023年12月第1次印刷
书 号 ISBN 978-7-5525-7229-2
定 价 68.00元

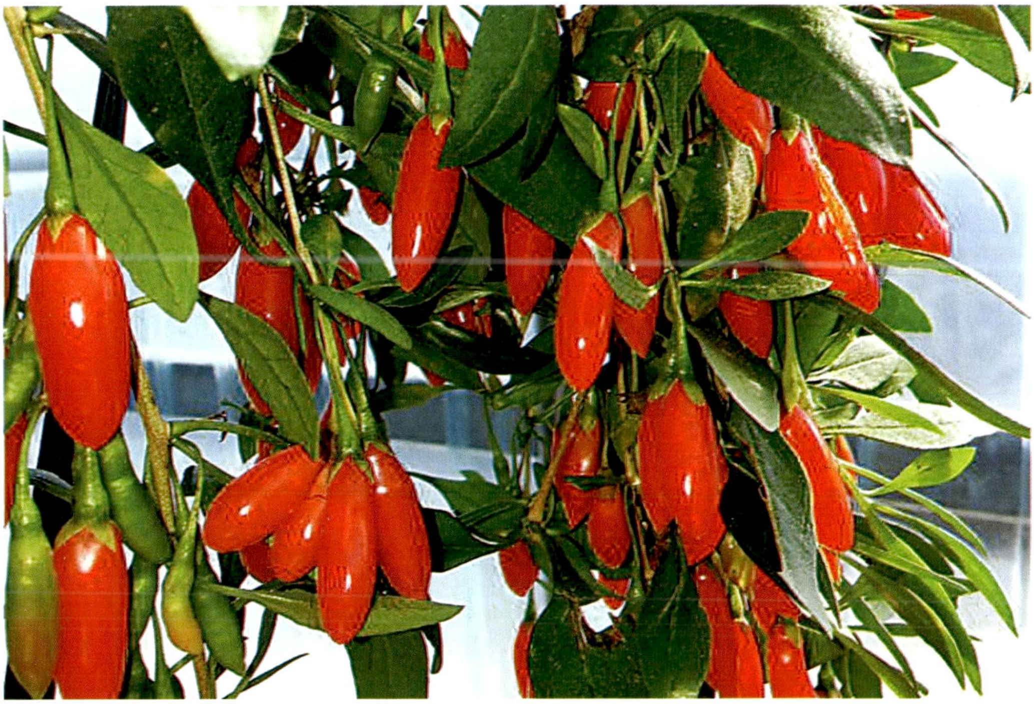

鲜活的枸杞

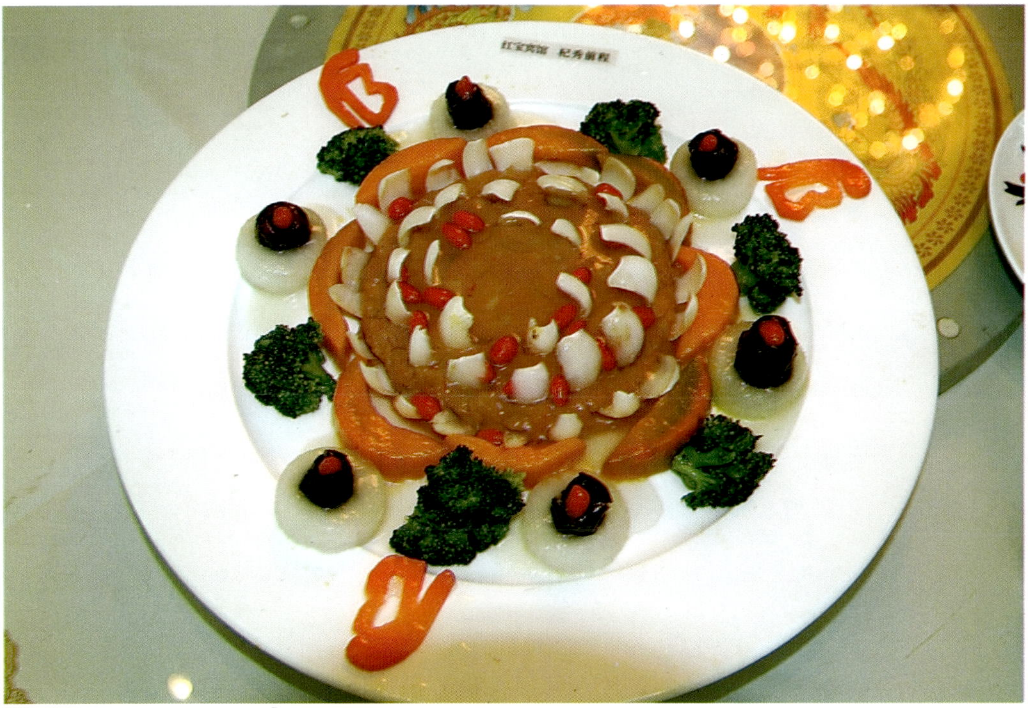

枸杞拼盘

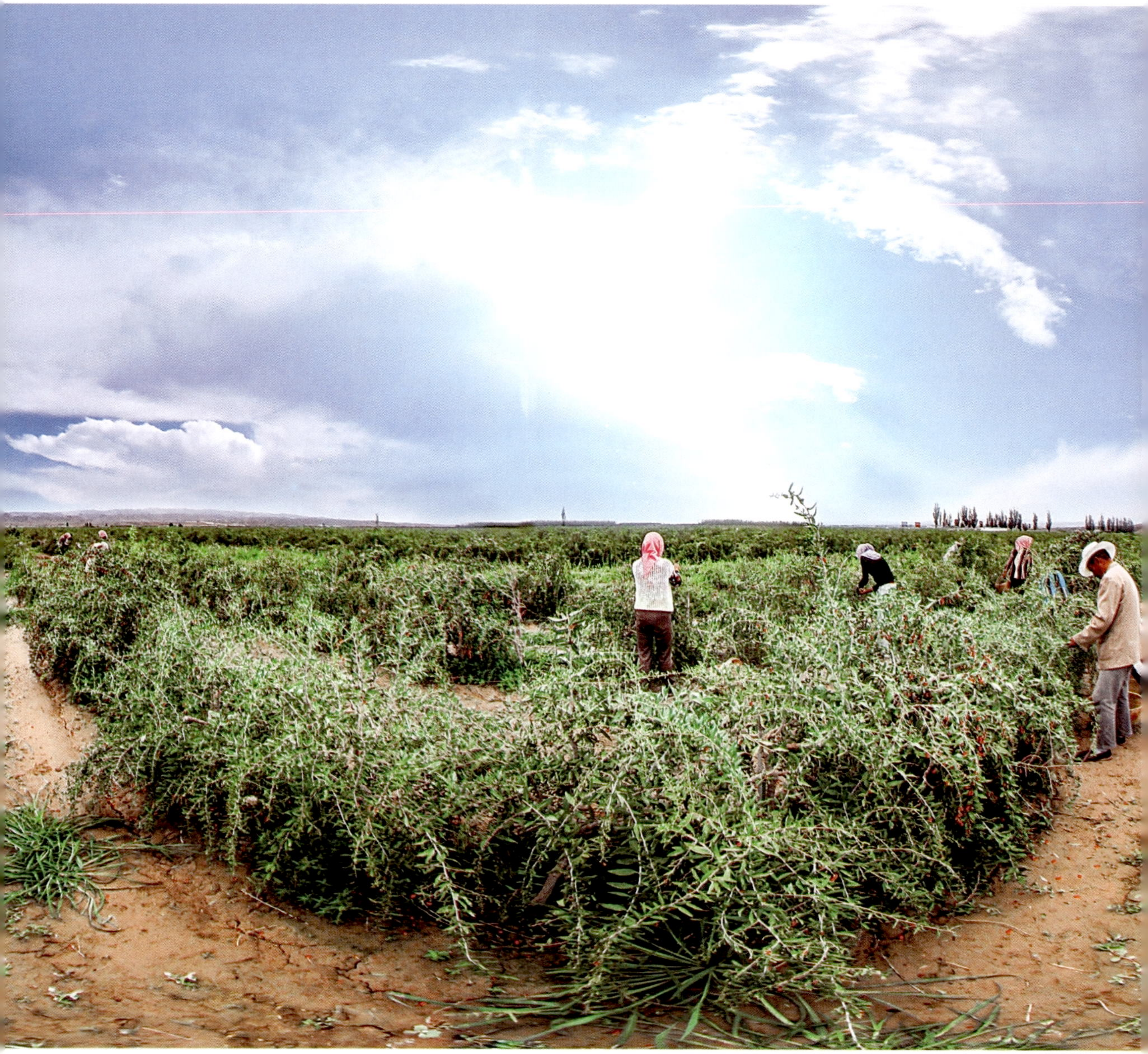

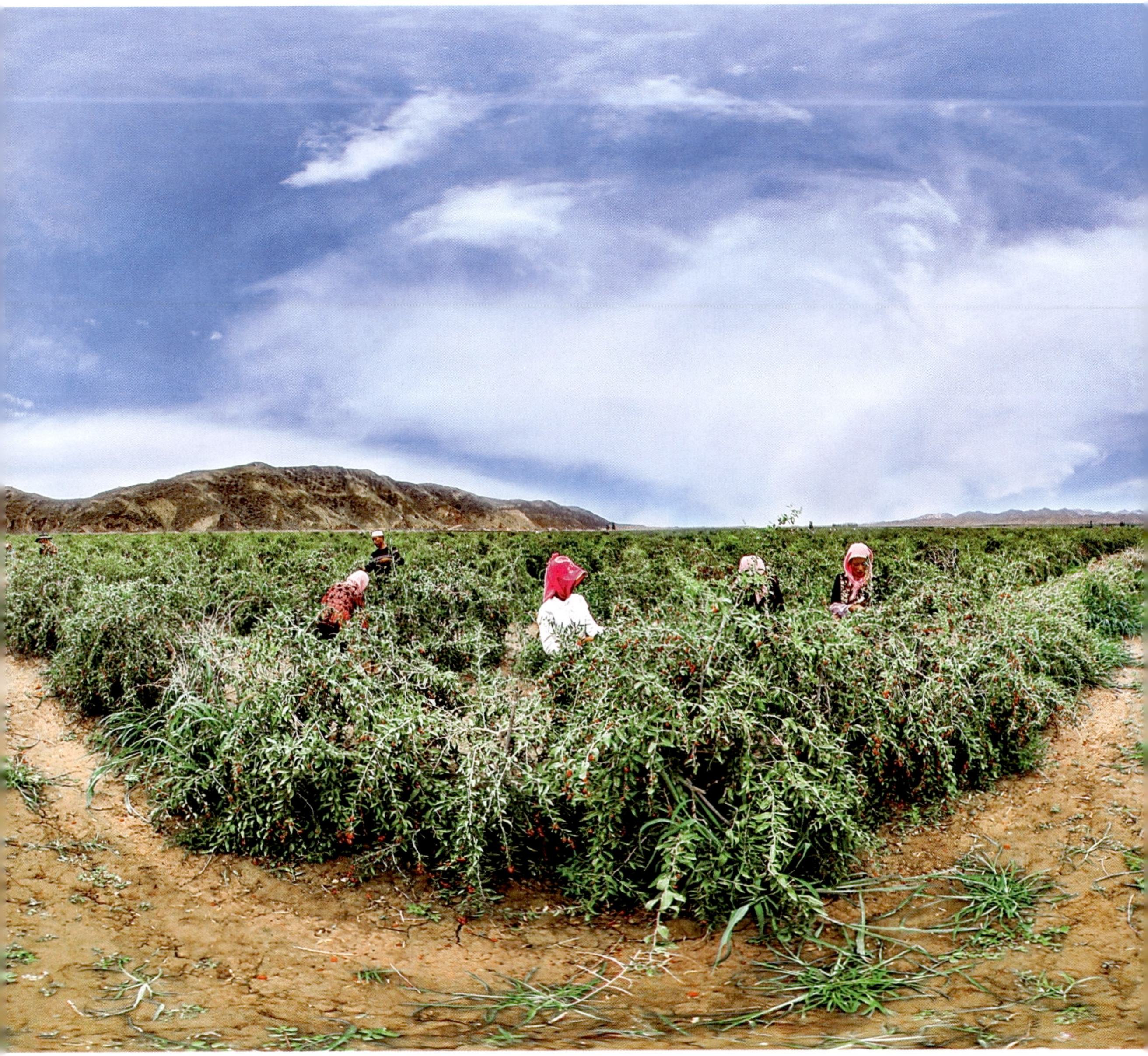

枸杞园

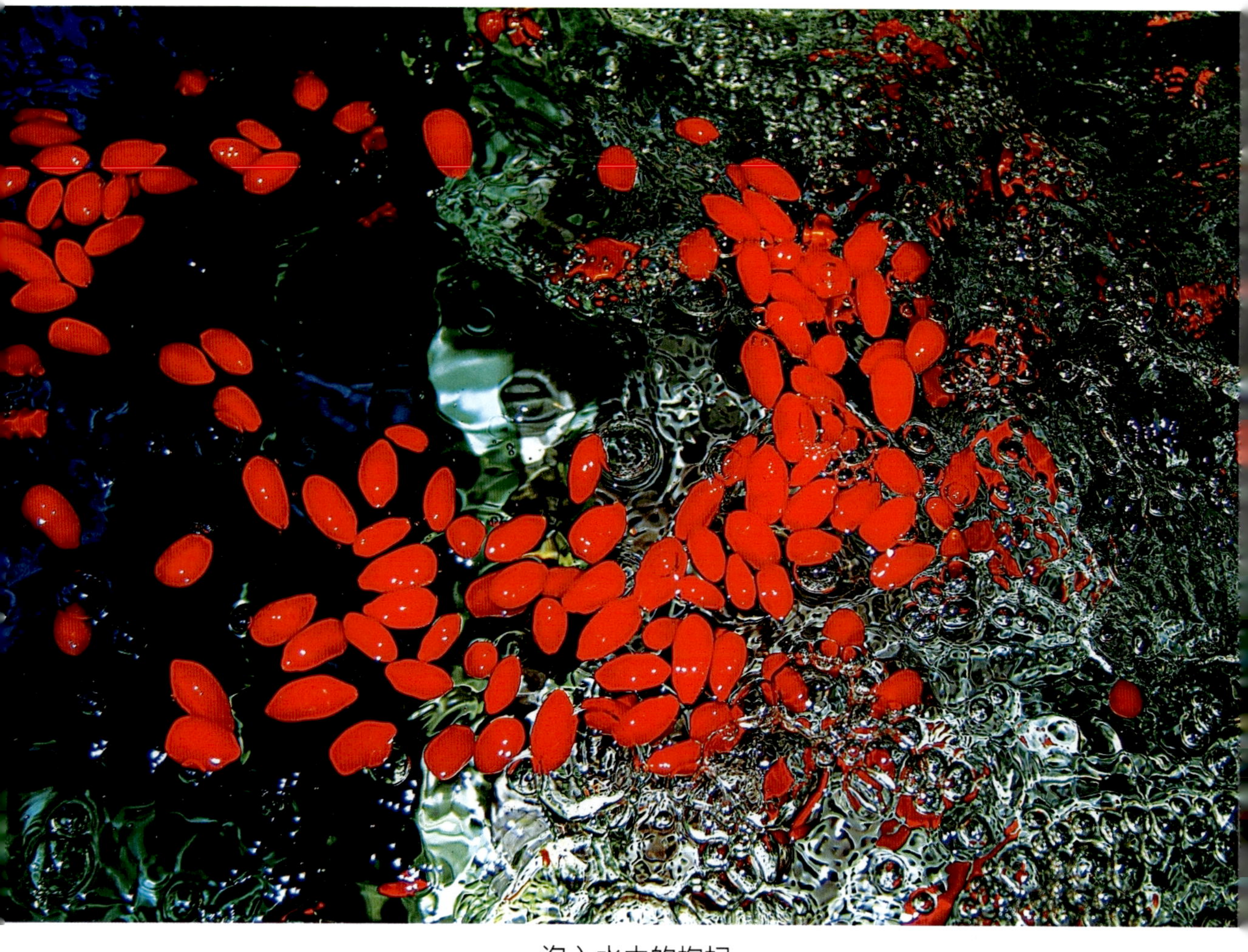

泡入水中的枸杞

前　言

职业教育是指为适应社会经济发展和人力资源需求，而专门培养、提高和更新劳动者职业技能、职业素养和创新能力的教育活动。它既为专业人才培养提供了必要的知识和技能，还为社会需求提供了对口的专业人才，解决了企业用人的需求，推动了社会的发展和经济的繁荣。简言之，既解决了人员就业，又解决了社会需求。

枸杞是宁夏极具优势的地方特优产品，自古以来享誉海内外，宁夏枸杞是国家药典唯一入选的枸杞，宁夏中宁县是国务院命名的“枸杞之乡”。“天下黄河富宁夏，中宁枸杞甲天下”。枸杞既是宁夏亮丽的名片，又是宁夏的支柱产业。枸杞产地由卫宁平原发展到清水河黄河流域，几乎覆盖了宁夏全境。

与此同时，随着枸杞药食同源的发展，枸杞越来越受到社会各界的重视，枸杞的种植也由过去的宁夏及宁夏周边地区，发展为当今中国北方大部分地区广泛种植，如青海、甘肃、新疆、内蒙古等地的发展势头十分强劲。尤其是三年疫情的暴发，人们越来越认识到人体免疫力的重要性，作为可以提高人体免疫力的中药材枸杞，引起人们更加重视，这必将加强宁夏枸杞产业的迅猛发展。

在这样的背景下，枸杞产业急需大批专业人才：从枸杞育种、种植枸杞、管理枸杞、采摘枸杞，到烘干枸杞、储藏枸杞、运输枸杞、经营枸杞，再到加工枸杞、枸杞基础研究等各个环节，都需要专业人才的培养和使用。

鉴于此，我们编写了这部《中宁枸杞职业技能等级证书鉴定用书》，意在为枸杞职业技能等级鉴定而定制开发的标准用书。

整套书分为初级、中级、高级三个等级。每个等级分为上、下两册。

初级主要内容是枸杞概况：上册包括枸杞的主要生物学特性、枸杞的养生功能、枸杞的药用价值、宁夏枸杞的成名史、枸杞的栽培历史、革新与传播；下册包括枸杞市场与市场化经营、枸杞产品的加工、有机枸杞的种植发轫和标准化、甲骨文和诗经中的枸杞、古文古诗中的枸杞。

中级级主要内容是枸杞栽培：上册包括枸杞生长的规律、生态环境对枸杞生长的影响、枸杞苗圃、枸杞园建立；下册包括；枸杞园的管理、枸杞树的整形与修剪、枸杞病虫害的防治、枸杞主要病虫害防控原则与措施、枸杞采收制干与包装贮存。

高级主要内容是枸杞科研：上册包括枸杞优良品种的科学培育研究、枸杞功效功能产品研究、枸杞功能基因组学研究现状及研究前景、果实胚胎发育研究；下册包括“锁鲜”枸杞关键技术攻关与转化应用、“枸杞原浆”关键技术攻关与转化、“枸杞籽油”提取技术研发与转化、枸杞糖肽的科学研究、野生红果苦味枸杞种植研究的最高进展。

需要说明的是：

一、本用书所涉及的内容、观点、出处、数据、事实、科研、文化，均有案可稽，参考了枸杞方面公开出版的大量书籍和科研资料。因为是教材而非科学论文，按照教学用书的一般规则要求，不做印证注明。

二、章节的选择使用，主要是相关的职业内容。章，是一个独立的个体内容；节，是章中的一个部分，并非课时的安排。章节的长短，因内容的不同而长短也有所不同，有的较长，有的较短。建议教师在教学时，可根据每章节的具体内容安排课时，该安排几个课时就安排几个课时，不必拘泥，更不必生搬硬套。

三、为了学习者能够熟练掌握最基本的知识要点，每章课后出有思考练习题。

四、本书是迄今为止第一次较为全面整理出的有关枸杞古诗文的精华。书中涉及的古代典籍，较为深邃的地方做了标明解释和欣赏。有难度的地方附加了扼要的现代译文。一般明白的古白话不作翻译解释。

五、这套枸杞职业技能等级用书，既是专业学校学院学员的专业学习考试用书，也是社会上从事枸杞行业专业人员的等级技能考核用书。

本书的编写是一项开拓性工作，需要完善的地方还有很多，在教学实践中肯定会发现许多不足和需要改进的地方。敬请教师学员社会各界人士提出宝贵意见，以便进一步完善，为培养枸杞专业人才贡献力量。

编者

2023 年 4 月

银川撰写，北京修改。

目　录

第一章　枸杞优良品种的科学培育研究

1920年，宁夏中宁枸杞种植人员张佐汉发现了“大麻叶”优质品种后，经过数代科技人员的努力，培育出了宁杞1号、宁杞2号、宁杞3号、宁杞4号、宁杞5号、宁杞6号、宁杞7号、宁杞8号、宁杞9号、宁杞10号等一系列优良品种。其中几个极为关键的科学培育节点，均在中宁枸杞之乡发生。

1965年，宁夏中宁县政府邀请中国科学院遗传研究所路安民研究员，对中宁枸杞传统种植品种进行了科学分类。依据枸杞叶片颜色、大小、枸杞鲜果形状颜色和枸杞的树架特点，分为3个类型12个种，其中尖头黄叶、园果和黄果3个枸杞品种，可作为科学育种的原始材料；大麻叶枸杞、小麻叶枸杞和白条枸杞抗病虫能力较强，丰产优质，作为良种推广。但是，在枸杞传统栽培技术时期，由于苗木繁殖方法采用根蘖繁殖和种子繁殖，大麻叶枸杞、小麻叶枸杞和白条枸杞实际推广数量很少。

1973年，枸杞科技人员钟鉎元到中宁枸杞园开始枸杞新品种科学培育，直到1992年培育出了宁杞1号和宁杞2号枸杞新品种。其中宁杞1号枸杞新品种是宁夏和西北枸杞主要产区当时的主栽品种之一，至今还在广泛使用。

1986 年，中宁枸杞专家、也是全国为数不多的“在枸杞地里研究枸杞”的国家二级教授、中宁县枸杞站枸杞科技工作者胡忠庆，开始枸杞新品种培育，1997 年培育出了宁杞 4 号枸杞新品种，成为宁夏和西北枸杞主要产区继宁杞 1 号以后又一主栽的品种。

2006 年，宁夏枸杞科技人员以宁杞 5 号为母本与宁杞 4 号等配置了大量杂交组合，定植在中宁县林场搞新品种培育。2017 年通过验收，认定为宁杞 10 号。

第一节 “大麻叶”走出中宁

“大麻叶”优良品种的发现，是自然界鬼斧神工、天然杂交的结果。正是这天然的结晶，使枸杞的品质上了一个新台阶。

1961 年，国家提高收购价格，使枸杞与小麦的收购比价上升至 1 ∶ 29。宁夏人民政府决定大力加强枸杞工作。宁夏科学技术委员会（以下简称“宁夏科委”）组织宁夏农业科学研究所（以下简称“宁夏农科所”，宁夏农林科学院前身）森林系的科技人员对中宁枸杞的管理技术进行系统总结，同年安排在芦花台园林试验场引种。

1961 年 3 月，宁夏农科所选派秦国峰、王培蒂等一批科技人员来到枸杞之乡中宁县，对“大麻叶”枸杞优良品种进行科学选育。

秦国峰通过走访枸杞种植户，结识了一大批枸杞种植能手，其中最主要的是张佐汉。张佐汉把他自己种植“大麻叶”枸杞的经验总结为歌诀，一一交给秦国峰。

1962 年春，秦国峰邀请张佐汉带着他自己的“大麻叶”枸杞优良品种，来到银川芦花台园林试验场，试种了4.7亩“大麻叶”枸杞。1963年扩种至6.5亩。

在秦国峰妻子王培蒂（枸杞科研人员）的精心管护下，1965年亩产达到了创纪录的152 kg，不仅产量高出了中宁县，上等货的品质出货率也都远远高于枸杞之乡中宁本县土地区所产的枸杞，一下引起了枸杞界极大关注！

——这是“大麻叶”第一次走出中宁县原产地的开始。

1965年，秦国峰在中宁县将已有的农家品种按照农艺性状、植株的植物学形态、果实形态等进行了较为系统的归类与整理，从纷乱的农家品种中筛选出了22个具有代表性的农家品种，其中“大麻叶”被确定为最佳品系，通过3次扩种，芦花台园林试验场的枸杞面积发展到了720亩。

1975年，108亩壮龄“大麻叶”枸杞优良品种平均亩产181 kg，其中6.5亩试验园平均亩产257 kg。在淡灰钙土地区树立起了“大麻叶”枸杞优良品种丰产稳产的标志，实现了“大麻叶”中宁枸杞优良品种走出中宁地区后，迈向更广阔的区域。

一、“大麻叶”形态特征

小灌木，进入成龄期（4年以上），株高1.49~1.65 m，根颈粗4.60~12.50 cm，树冠直径1.45~1.70 m，枝条250~300条。叶深绿色，质地较厚，老枝叶披针形或条状披针形，长4.5~8.2 m，宽0.8~1.6 cm，厚0.09~0.14 cm；新枝第一叶为卵状披针形，长2.4~4.9 cm，宽1.2~1.8 cm，厚0.05~0.10 cm。结果枝粗壮、针刺少，有部分叶片反卷，厚叶互生，每株叶面积6.10~8.50 m^2。当年生枝条灰白色，嫩枝梢端紫红色；多年生枝条灰褐色，枝长40~65 cm，节间长1.3~2.0 cm，结果枝着果距7~15 cm，每节花果数1.64个。花紫红色，长1.67 cm，花瓣绽开直径1.53 cm，雄蕊5枚，花丝下部有一圈稠密绒毛。花萼2~3裂。幼果粗壮，尖端渐尖；熟果鲜红，先端钝尖或近截平，果身长椭圆棒状，具4~6条纵棱，鲜果纵径1.55~1.95 cm，横径0.70~0.94 cm，果肉厚0.10~0.13 cm，鲜果千粒重502~562 g。种子棕黄色，肾形，每果内含种子 28~55 粒，种子千粒重 0.82 g，种子占鲜果重的 5.4%。

二、“大麻叶”生物学特性

物候期：在宁夏银川地区 3 月下旬萌芽，4 月中下旬抽发第一次新梢（称春梢），4 月下旬二年生结果枝现蕾；5 月中旬发第二次新枝（夏梢）当年生枝现蕾；6 月上旬果熟初期，6 月下旬至 8 月上旬进入盛果期；8 月中旬发第三次新枝（秋梢）；9—10 月结秋果。树体生长势强，中等枝条剪截成枝力 4.3，非剪截枝条自然发枝力 3.1，有效结果枝长度 70%，集中在 30~50 cm。

抗逆性：对白粉病，根腐病抗性较强；黑果病抗性较次。阴雨后果表面易起病斑。雨后不宜裂果。喜光照，耐寒、耐旱。

三、“大麻叶”的经济性状

成龄树株产鲜果 5.8 kg 左右，干果含维生素 C 18.37 mg/100 g、胡萝卜素 5.61 mg/100 g、人体必需的氨基酸 1.192 mg/100 g、枸杞多糖 3.09%。

一般亩产可达 200~250 kg，精细管理可达 450 kg 以上，最高达 500 kg 以上，干果千粒重 114 g。干果特级果以上为 44%~52%，甲级果为 38%~40%，乙级果以下为 12% 左右。

四、“大麻叶”的栽培技术要点

栽植：园地宜选中壤或轻壤，地下水位不得高于 90 cm。小面积人工耕作生产园，最终株行距 1.5 m × 2.0 m，幼树期可加倍密植；大面积人工耕作生产园，株行距 1.0 m × 2.8 m~1.0 m × 3.0 m。高度自交亲和，可单一品种建园。

肥水管理：生殖生长势强、耐肥水，定植当年亩施有机肥 2 m^3、尿素 25 kg、磷酸二铵 25 kg、氯化钾 15 kg，以后随树体增大、产量增多，逐年增加施肥量，3~4 年进入盛果期。盛果期亩施有机肥 4 m^3，尿素 50 kg、磷酸二铵 50 kg、氯化钾 30 kg，年灌水 5~6 次，盛果期可适量增加灌水次数。

整形修剪：幼树期以中、重度剪截为主，促发新枝加速树冠扩张；成龄树选用圆锥形成自然半圆形树形，一年生枝剪、截、留比例把握在各 1/3 较为适宜。

病虫害防治：植株抗根腐病能力强，耐锈螨能力强；对于枸杞蚜虫和枸杞红瘿蚊等害虫应加强预防。

第二节　宁杞 1、2、3 号优良品种培育过程

一、钟鉎元与宁杞 1、2、3 号

1965 年，秦国峰从中宁回银川主持工作。宁夏农科所科研人员钟鉎元接替秦国峰来到了中宁县当时的新堡公社刘营大队蹲点，在第八生产队选 1.5 亩做生产试验田，同时开展走村串户的大田技术选种调查工作。

钟鉎元发现，丰产枸杞园通常首先是品种相对比较好，多采用优树的根蘖苗建园。虽然根蘖苗建园比较慢，但产量稳定。低产枸杞园通常多用种子苗建园，育苗虽然比较快，但很难保持原始母树的品种特性。

根据上述现象，钟鉎元等科技人员判定：中宁枸杞是异花授粉植物，如要想解决产量的问题，首先要解决良种和良种无性繁育的问题。

在育种手段方面，如要聚合不同品种优点须要通过“杂交育种”的技术手段；如要快速选优，在当时以种子育苗为主的大前提下，可用“选择育种”（自然群体选优）的技术手段；如要实现种质资源创新可选用“倍性育种”“远缘杂交”的技术手段。

在杂交育种方面，1972 年钟鉎元等科技人员以圆果为母本，小麻叶为父本配置的组合中筛选出“72007”（白花），该品系树形开张，长势旺，枝条粗长，种子千粒重达到了 0.744 7 g，超过两亲本中最优者小麻叶

62%，合理修剪产量也较两亲本有所提高，但由于该品种果实偏圆，制干后油果率过高，未投放生产，但这一品系后来被其他枸杞育种者作为育种材料广泛使用。

在选择育种方面，1973 年钟鉎元等科技人员通过对丰产枸杞园走访，通过“先选丰产园，初选优树，三株优势树比对、两年优势树数据比对确定复选优树，无性繁殖后的品种对比试验与区域试验进行决选，规模以上面积示范”6 个步骤，最终确定选自中宁县新堡刘营三队的“73002”为最优株系。

1987 年，该品系通过宁夏科委的良种鉴定，定名为“宁杞 1 号”。依托大量的群体和漫长严苛的选育与示范过程，宁杞 1 号以其“广适、稳产、多抗、优质”的综合优势，很快得到了枸杞种植单位和大量枸杞种植户的认可，被广泛推广。

钟鉎元等科技人员还通过对宁杞 1 号种子进行 0.8% 秋水仙碱 + 二甲基亚砜处理，获得了两个四倍体植株“88023”与“88028”；以“88028”为母本，北方枸杞为父本，杂交获得了 3 倍体无籽枸杞“9001”。

由于枸杞育苗通常在成龄后优树性状稳定后开展，繁育所选枝条均为结果枝，如不进行特殊处理极难生根，生根率仅 1%~10%，很难应用于生产。在 1973—1974 年复选优树后，钟鉎元便将工作重点转向枸杞的扦插育苗研究工作。通过 5 年反复试验与实践，最终确定了插穗粗 0.4~0.8 cm、长 13~15 cm，15.6 mg/kg α- 萘乙酸处理 24 h；结果枝扦插成活率 40% 以上，徒长枝（茂盛生长的长枝）扦插成活率可达 40% 以上。自此，枸杞种苗繁育进入了无性繁殖的新时代。

利用从诸多方法中筛选出的群体选优技术和宁杞 1 号未推广前的大量实生优选群体，钟鉎元等科技人员又先后于 1978 年在宁夏中宁县筛选出了宁杞 2 号（78081）和宁杞 3 号（0105）2 个新品种。

钟銈元在育种技术研究的同时，为宁夏农林科学院留下了大量枸杞育种材料，为宁夏和内蒙古培养出了一大批枸杞育种技术骨干，同时制定了品种对比试验、区域试验的试验设计与数据采集规范。

二、宁杞 1 号特性

宁杞 1 号 1987 年通过宁夏科技成果鉴定，1992 年获宁夏科技进步奖一等奖，在内蒙古、新疆、青海等省（区）广为引种，是我国枸杞的主栽品种。宁杞 1 号在生产中表现出丰产、稳产、果粒大、品质好、易制干、抗性强、管理方便等综合优势。

（一）形态特征

小灌木，进入成龄期（4 年以上），株高 1.40~1.60 m，根颈粗 4.40~12.50 cm，株冠直径 1.50~1.70 m。叶色深绿色，质地较厚，横切面平或略微向上凸起，顶端钝尖；当年生枝单叶互生或后朋有 2~3 枚并生，披针形，叶长 2.65~7.60 cm，宽 0.68~2.18 cm，厚 0.10~0.15 cm。当年生枝条灰白色，嫩枝绿色，具有紫色脉线；多年生枝灰褐色，株枝条数 160~285 条，结果枝细长而软，棘刺少，枝形弧垂或斜生，枝长 36~54 cm，节间长 1.34~1.48 cm；成熟枝条较硬，棘刺极少，结果枝着果距 3~8 cm，每节花果数 2.2 个，节间长 1.09 cm。花淡紫色，花瓣绽开直径 1.5 cm 左右，花冠喉部至花冠裂片基部淡黄色，花萼 2~3 裂。幼果粗壮，熟果鲜红色，果表光亮，果身椭圆柱状，具 4~5 条纵棱，先钝尖或圆，鲜果纵径 1.5~1.9 cm，横径 0.73~0.94 cm，果肉厚 0.11~0.14 cm，鲜果千粒重 505~582 g。种子棕黄色，肾形，每果内含种子 25~40 粒，种子千粒重 0.80 g，种子占鲜果重的 5.08%。

（二）生物学特性

物候期：在宁夏银川地区 3 月下旬萌芽；4 月中下旬抽发第一次新梢（称春梢），4 月下旬二年生结果枝现蕾；5 月中旬发第二次新枝（夏梢），当年生枝现蕾；6 月上旬果熟初期，6 月下旬至 8 月上旬进入盛果期；8 月中旬发第三次枝（秋梢）；9—10月结秋果。

树势强健，树体紧凑，树姿半开张，生殖生长势强；中等枝条剪截成枝力4.3，非剪截枝条自然发枝力3.7。有效结果枝70%长度集中在30~50 cm。

抗逆性：对瘿螨、白粉病、根腐病抗性较强；对黑果病抗性弱。阴雨后果表易起斑点，雨后不宜裂果。喜光照，耐寒、耐旱。

（三）经济性状

成龄树株产鲜果7.6 kg左右，宁夏地区夏季晴天鲜果脱蜡处理后自然干燥3~4 d可以制干。果实鲜干比为4.17 ：1，干果色泽红润，果表有光泽。干果含维生素C 19.06 m/100 g、总糖51.55%、枸杞多糖3.34%、胡萝卜素6.35 m/100 g、甜菜碱1.50 g/100 g。果筐内适宜承载深度35~40 cm。

亩产250~300 kg，最高可达500 kg以上。干果商品等级率：夏、秋果平均特级果为56%~63.8%，甲级果为33%~37.7%，乙级以下为10%左右。

（四）栽培技术要点

栽植：园地宜选中壤或轻壤，下水位不得高于90 cm。小面积人工耕作生产园，最终株行距1.5 m × 2.0 m，幼树期可加倍密植。大面积人工耕作生产园，株行距1.0 m × 2.8 m~1.0 m × 3.0 m高度自交亲和，可单一品种建园。

修剪管理：幼树期以中、重度剪截为主，促发新枝、加速树冠扩张，成龄树选用圆锥形，或自然半圆形树形，一年生枝剪、截、留比例把握在各1/3较为适宜。

肥水管理：生殖生长势强、耐肥水，定植当年亩施有机2 m^3 尿素25 kg、磷酸二铵25 kg、氯化钾15 kg，以后随树体增大、产量增多，逐年增加施肥量。3~4年进入盛果期，盛果期亩施有机肥4 m^3，尿素50 kg、磷酸二铵50 kg、氯化钾30 kg。年灌水5~6次，盛果期可适量增加灌水次数。

病虫害防治：主要是加强对于枸杞病害和蚜虫、 红瘿蚊、枸杞锈螨等害虫预防。进入主要降雨期后要加强黑果病的防治。

三、宁杞 2 号特性

宁杞 2 号是宁夏农林科学院从当地优良品种“大麻叶”中，采用单株方法选出来优质、高产，适应性强的枸杞新品种。

（一）形态特征

小灌木，在宁夏栽培 5 年以上的树，一般株高为 1.50~1.68 m，根颈粗 5.60~11.50 cm，株冠直径 1.80~2.10 m。树皮灰褐色，当年生枝条灰白色，嫩枝梢端淡红白色。结果枝细长而软，棘刺极少，平均核长 35.4 cm，最长 95 cm，节间长 1.41 cm，结果枝着果距 7~17 cm，每节花果数 2.03 个。叶深绿色，在二年生枝上簇生，条状披针形；当年生枝上单叶互生或后期，有 2~3 枚并生，叶长 2.61~7.45 cm，宽 0.65~1.43 cm，厚 0.385~0.481 mm，老枝叶卵状披针形或披针形。花较大，花长 1.58~1.75 cm，花瓣绽开直径 1.57 cm 左右，花丝基部有圈特别稠密的绒毛，花瓣明显反曲，花萼多为单裂。果特大，梭形，先端具一渐尖。鲜果平均纵径 2.43 cm，横径 0.98 cm，果肉厚 0.178 cm。种子占鲜果 6.77%。

（二）生物学特性

物候期：在宁夏银川 3 月下旬萌芽；4 月下旬二年生枝现蕾；5 月中旬一年生枝现蕾；6 月上旬果熟初期，6 月下旬至 8 月上旬进入盛果期；7 月底发秋梢。

抗逆性：植株抗枸杞蚜虫、红瘿蚊和根腐病能力强，对枸杞锈螨抗性较宁杞 9 号和“大麻叶”差，雨后不宜裂果。喜光照，耐寒、耐旱、耐盐碱。

（三）经济性状

宁杞 2 号干果含生素 C 22.11 mg/100 g、胡萝卜素 6.3 mg/100 g、甜菜碱 1.30 g/100 g、人体必需的 8 种氨基酸 1.631 mg/100 g、枸杞多糖 1.647 mg/100 g。总糖 51.50 mg/100 g。

一般亩产 110~160 kg，管理好可达 250~300 kg，最高达 332 kg。鲜果千粒重 590.5 g，果实鲜干比 4.38 ∶ 1。特级果率为 71.3%，甲级果率为 15.2%，乙级果率为 10.8%。

（四）栽培技术要点

栽植：在灌淤土、淡灰钙土，pH 9.0~9.8，地下水位在 90~100 cm 的各类土质上均能良好生长。小面积人工耕作生产园，最终株行距 1.4 m×2.5 m，幼树期可加倍密植；大面积人工耕作生产园，株行距 1.3 m×2.0 m~1.3 m×3.0 m。高度自交亲和，可单一品种建园。

肥水管理：栽植 1~2 年，每亩秋施有机肥 2 m^3，加油渣 300 km，4 月、5 月、6 月底各追肥 1 次，每次施尿素 13 kg。2 年后，每亩施有机肥 3.5 m^3，加油渣 650 kg，4 月、5 月、6 月、7 月底各追肥 1 次；第一次尿素 13~15 kg，并结合蚜虫喷药，喷施 0.5% 的三元复合肥水 150~200 kg。经常灌水，保持土壤湿润。

整形修剪：幼树早期修剪应注意短截培养树冠骨架。成年树的强壮枝适当短截，增发侧枝结果，疏剪细弱枝有利通风透光。夏季应及时抹芽、抽“油条”（徒长枝），使更多的养分集中供给花果生长，需留用的徒长枝，应在适当位置及时摘心。

病虫害防治：注意防治枸杞蚜虫、枸杞锈螨、枸杞红瘿蚊、枸杞负泥虫和枸杞瘿螨，一旦发生应及时喷药消灭。

四、宁杞 3 号特性

宁杞 3 号是宁夏农林科学院从当地优良品种大麻叶枸杞中采用单株选优方法选育出来的优质、高产枸杞新品种。该品种于 2004 年 3 月 19 日由宁夏品种审定委员会进行了审定，2005 年 9 月 5 日通过了国家宁杞 3 号植株林业局植物新品种保护办公室的品种审查，获得国家植物新品种保护权，2009 年 12 月通过宁夏林木良种审定。良种编号：宁 S-SC-LB-001-2010。

（一）形态特征

小灌木，在宁夏栽培 3 年，株高 1.50~1.61 m，根颈粗 4.01~5.05 cm，株冠直径 1.30~1.50 m。树势强，生长快，发枝多，每枝可发 3.2 枝，嫩枝梢部淡黄绿色，树皮灰褐色，当年生枝灰白色；结果枝细长而软，强垂生长，棘刺少，平均枝长 39.7 cm。叶片绿色，叶横切面向下凹形，顶端渐尖，2 年生老枝叶条状针形，簇生，当年生枝上叶披针形，长宽比 4.88 ∶ 1，互生。花瓣绽开后紫红色，花冠喉部及花冠裂片基部紫红色，花冠筒内壁淡黄色，花丝近基部有圈浓密绒毛，花梗长 2.31 cm；长枝上花 1~3 朵腋生。果熟后为红色浆果，卵圆形，平均纵径 1.74 cm，横径 0.89 cm，果肉厚 0.207 cm，千粒重 996.6 g，果实鲜干比 4.68 ∶ 1。平均每果含种子数 33.3 粒。

（二）生物学特性

物候期：银川 3 月下旬萌芽；5 月上旬老眼枝开花，5 月下旬七寸枝开花至 9 月下旬；6 月下旬开始果熟至 10 月下旬；10 月下旬开始落叶。

抗逆性：抗黑果病能力较强，对瘿螨、蚜虫抗性较弱。雨后不宜裂果。喜光照，耐寒、耐旱，不耐阴、湿。

（三）经济性状

成龄树株产鲜果 8.56 kg 左右，果实鲜干比 4.68 ∶ 1；亩产干果 250 kg，最高可达 450 kg 以上。干果含枸杞多糖 6.33%、人体必需的 8 种氨基酸 2.6 mg/100 g、甜菜碱 1.1 g/100 g、胡萝卜素 20 mg/100 g。干果商品等级率为夏果、秋果特级果 70% 以上，甲级果为 20% 左右，乙级果为 10% 以下。

（四）栽培技术要点

栽植；在年平均气温 4.4 ℃，≥ 10 ℃年有效积温 2 000~4 400 ℃，年日照时数大于 2 500 h，有灌溉条件，土壤活土层 30 cm 以上，地下水位 1.2 m 以下，含盐量 0.20% 以下，pH 8.00~9.13 的中壤、轻壤土上较丰产。小面积人工耕作生产园，最终株行距为 1 m × 2 m，幼树期可加倍密植；大面积人工耕作生产园，株行距为 1 m × 3 m。该品种自交亲和性差，不宜单一品种建园，必须配置授粉树。

肥水管理：适当灌水，栽后 1~2 年，在炎热夏季一般可以 15 d 左右灌 1 次水。第一年每株施肥（猪、羊圈粪）5 kg，4 月底施尿素 100 g，5 月、6 月下旬每次每株施磷酸二铵 100 g，随树体增大，基肥量适当增加。花果期每隔 10~15 d 叶面喷 0.5% 氮、磷、钾水溶液 1 次。

整形修剪：栽植后于离地高约 50 cm 剪顶定干，在定干上部选留 4~5 个侧枝作第一层主枝，以后逐年增加树冠层次和枝条数量，培养具有 4~5 层圆锥形树冠。每年秋季，修剪以疏剪为主，少短截，修剪原则："剪横，不剪顺，去旧要留新；密处行疏剪，稀处留"油条（徒长枝）；截底修剪好，树冠圆满产量高"。生长季节及时剪除不需留用的徒长枝，及时进行园地松土除草及病虫害防治。

病虫害防治：由于春季萌芽时间早于宁杞 1 号，病虫害防治时间相应提前，该品种防治内容及方法同宁杞 1 号。

第三节　宁杞4号优良品种培育过程

一、宁杞4号与中宁地方品种选育团队

1985年，中宁县枸杞科技人员在全县按钟鉎元的方法独立开展了枸杞品种的选优工作。当年从全县4 000亩的生产园中优选出216块丰产枸杞园。

1986年确定1 576个优选单株。通过两年的产量、等级率、落花落果率等数据的观察，确定了30个复选优树。

1988—1992年以大麻叶为对照，开展品种对比试验，最终筛选出“大麻叶优系”为最优品种。

1993—1996年在中宁古城子和宋营两地开展品种对比试验。1996年通过初步鉴定。

1996—2003年在中宁、同心、惠农三地开展区域试验与示范。2004年通过成果鉴定，定名为宁杞4号。良种编号为宁S-SC-LB-001-2005。同年荣获宁夏回族自治区科技进步奖二等奖。

二、宁杞4号特性

（一）形态特征

小灌木，生长快，树势强健，树冠开张，通风透光。在固原原州区栽植4年树高1.82 m，冠幅1.3 m。每株平均结果枝222.8枝，着果距9.3 cm，每节花数4个。叶色浓绿，质地厚，2年生枝叶片披针形，当年生枝叶片部分反卷，嫩叶叶脉基部至中部正面紫色。花长1.59 cm，花瓣开直径1.53 cm，

花丝中部有圈稠密绒毛，花萼 2~3 裂；果枝芽眼花蕾数量多，落花落果少；二年生枝每芽眼花蕾数 4~7 朵，二年生的枝和一年生春七寸枝平均落花落果率为 2.3%。果实长，平均纵径 1.83 cm；果径粗，平均横径 0.94 cm，具 8 棱（4 高 4 低），先端多纯尖。鲜果千粒重 589.2 g。

（二）生物学特性

物候期：在宁夏银川 3 月下旬萌芽。4 月下旬一年生枝现蕾。5 月中旬当年生枝现蕾。6 月上旬果熟初期，6 月中旬进入盛果期。7 月下旬发秋梢。

抗逆性：抗干旱、耐盐碱，耐锈螨、抗根腐病能力强。

（三）经济性状

在中宁地区常规管理条件下，栽植当年平均亩产 42.1 kg，栽后第 4 年平均亩产干果 486.2 kg，栽后 1~4 年累计亩产干果 923.2 kg。干果含维生素 C 19.40 mg/100 g、胡萝卜素 7.38 mg/100 g、人体必需的 8 种氨基酸 1.619 mg/100 g，枸杞多糖 3% 以上。

（四）栽植技术要点

栽植：施足基肥，适时、适密大穴定植，地膜覆盖增温保墒，促其早成活，以人工管理为主的枸杞园，可亩栽 220 株（株行距 1.5 m × 2.0 m），或亩栽 330 株（株行距 1 m × 2 m），栽后土壤管理以机械为主的枸杞园，则亩栽植 222 株（株行距 1 m × 3 m）为宜。

肥水管理：按照该品种耐高肥特点及枸杞生长发育需肥特点加强肥水管理。

整形修剪：春季发枝后，每 7~10 d 修剪一次，及时疏除根部主干和树冠位置的徒长枝，并对各层延长枝及时进行短截修剪，促其在年度内形成二次枝或三次枝，使之迅速扩大树冠。

第四节　宁杞 5 号优良品种培育过程

一、选育过程

1994 年 4 月，银川某枸杞种植户从南梁农场购进硬枝繁育的宁杞 1 号枸杞苗 9 600 株，种到新开垦的枸杞地里，当年大部分结果，平均亩产干果 45 kg，只有部分没结果。第二年亩产 47 kg，树高已达 1.5 cm 以上，明显比标准的宁杞 1 号生长快。

1996 年，发现有 2 棵枸杞树结果特多，果实比宁杞 1 号大很多，鲜果吃起来比宁杞 1 号还要甘甜。该种植户为此专门做了标记，测了单产和果粒长度、单粒重量。

1997 年，该种植户请宁夏农科院枸杞研究所所长、枸杞育种专家钟鉎元研究员到田里实地查看。钟鉎元判定：这 2 棵变异株是同一品系，果实比宁杞 1 号大，但不是宁杞 1 号。这引起了宁夏农科院枸杞研究所其他一位枸杞育种者的兴趣。2001—2003 年，这位育种者以这 2 棵变异株为母本，在当地枸杞地里开始了种苗繁育。

2004 年通过宁夏林业厅经果林中心协调，在中宁、同心两地安排了区域示范。结果表明，两个示范点在单一品种连片定植后，均表现出落花落果，基本绝产。这更加引起了培育者的疑问：这个品种为什么混植时经济性状良好，单一品种种植却落花落果、基本绝产？

带着这样的疑问，2005 年 6—9 月，培育者对其进行观察比较，最终发现：该品种最大的差异在于“花器官的雌蕊柱头显著超高，具有雌雄蕊异位的特点”。

在袁隆平2004年前后发表的“水稻不育系杂交育种”观点的启迪下，培育者通过简单的花药散粉试验、花粉粒染色试验、套袋试验，初步判定：该品种具有“雄性不育性”。

带着初步研究判断，培育者找到了宁夏农学院有关教授咨询。教授均认为：该品种的确具有雄性不育性，单一品种落花落果是由于其自身无花粉无法受孕所致。

2015年9月26日，培育者将这一研究结果以书面报告形式上报了国家枸杞工程研究中心领导（宁夏农科院枸杞研究中心——一个单位、两个牌子）、宁夏农林科学院科研处负责人和宁夏科技厅负责人。

宁夏科技厅和国家枸杞工程研究中心两家单位领导认可了初步研究结果，敲定将“宁夏枸杞雄性不育株系研究与利用项目”列为2016年的宁夏回族自治区区级科技攻关重点项目。

在宁夏回族自治区林业厅和有关枸杞种植户的支持与配合下，科技人员以宁杞1号为授粉树，采用1 ∶ 3株间混植和放养蜜蜂等生产措施，通过银川、惠农、中宁、同心4地3年的试验与示范点，通过了宁夏回族自治区林木良种审定，定名为“宁杞5号”优良品种。良种编号：宁S–SC–1B–001–2009。

二、宁杞5号特性

（一）形态特征

小灌木，栽植6年，树高1.6 m，根颈粗6.38 cm，树冠直径1.7 m。树势强健，树体较大，枝条柔顺。一年生枝条黄灰白色。嫩枝梢略有紫色条纹，当年生结果枝枝条梢部较弱，梢部节间较长，结果枝细、软、长，但不影响采摘。枝形开张树体较紧凑，节间长1.3~2.5 cm，70%的有效结果枝长度集中在 40~70 cm，老熟校条后 1/3 段偶具细弱小针刺，结果枝着果距 8~15 cm，节间 1.13 cm。叶色深灰绿色，质地较厚，老熟叶片青灰绿色，叶中脉平展，二年生老枝叶条状披针形，簇生，当年生枝叶互生、披针形，最宽处近中部，叶尖渐尖；当年生叶片长 3~5 cm，长宽比 4.12 ∶ 1~4.38 ∶ 1。花长 1.8 cm，花瓣绽开直径 1.6 cm，花柱超长，显著高于雄蕊花药，新鲜花药嫩白色，开裂但不散粉，花绽开后花冠裂片紫红色，盛花期花冠筒喉部鹅黄色，在裂片的紫色映衬下呈星形，花冠筒内壁淡黄色，花丝近基部有圈稠密绒毛，花萼 2 裂。鲜果橙红色，果表光亮，平均单果质量 1.1 g，最大单果质量 3.2 g；鲜果果型指数 2.2，果腰部平直，果身多不具棱，纵剖面近距圆形，先端钝圆，平均纵径 2.54 cm，横径 1.74 cm；果肉厚 0.16 cm，内含种子 15~40 粒。

（二）生物学特性

物候期：在宁夏银川 4 月 13 日萌芽；4 月 23 日一年生枝现蕾；5 月 11 日当年生枝现蕾，5 月 30 日果熟初期；6 月 9 日进入盛果期；7 月 16 日发秋梢。

抗逆性：对瘿螨、白粉病、根腐病抗性较弱，对蓟马抗性强。雨后宜裂果。喜光照，耐寒、耐旱，不耐阴、湿。

（三）经济性状

宁夏地区夏季晴天鲜果脱蜡处理后 4~5 d 可以制干，果实鲜干比 4.3 ∶ 1，干果色泽红润，果表有光泽。果实含总糖 56%、枸杞多糖 3.49%、胡萝卜素 1.20 m/100 g、甜菜碱 0.98 g/100 g。果筐内适宜承载深度 30~35 cm。亩产 240~260 kg。混等干果 269 粒 /50 g，特优级果率高。

（四）栽培技术要点

栽植：园地宜选中壤或轻壤土，地下水位不得高于 100 cm。小面积人工耕作生产园，最终株行距 1.5 m × 2.0 m，幼树期可加倍密植；大面积人工耕作生产园，株行距 1.0 m × 2.8 m~1.0 m × 3.0 m。宁杞 5 号雄性不育无花粉，须配置授粉树，适宜授粉树宁杞 1 号、宁杞 4 号，混植方式 1 ∶ 1~1 ∶ 2，株间混植，生产园需放养蜜蜂。

肥水管理：树势强时需控制氮肥用量；施入有机肥一定要腐熟，定植当年亩施有机肥 2 m^3、尿素 20 kg、磷酸二铵 30 kg、氯化钾 15 kg，以后随树体增大，产量增多，逐年增加施肥量；3~4 年进入盛果期。盛果期亩施有机肥 4 m^3、尿素 40 kg、磷酸二铵 60 kg、氯化钾 30 kg、钙镁复合肥 20 kg，年灌水 5~6 次，盛果期可适量增加灌水次数。夏季高温阶段灌水宜少量多次。

整形修剪：春季抹芽要早、勤，抽枝大于 5 cm 时需用剪刀剪除，切忌掰除，以免出现伤疤；幼树期需两级摘心，促使营养生长向生殖生长转化。成龄树选用圆锥形或自然半圆形树形，一年生枝剪、截、留比例把握在各 1/3 较为适宜。由于春、秋两季徒长枝生长力过强，须在萌芽时疏除 50%，确保单株果枝留枝量 250 条左右。

病虫害防治：对于枸杞瘿螨、蚜虫、枸杞红瘿蚊、枸杞锈螨等害虫应结合物候期加强预防，主花期尽可能避免使用农药。入秋后需加强白粉病的防治。

第五节　宁杞 6 号优良品种培育过程

一、宁杞 6 号品种在宁夏与内蒙古两地培育

1998 年，随着宁杞 1 号的示范推广，枸杞产业进入了快速上升期。内蒙古枸杞科研人员多次到宁夏邀请已退休返聘的钟鉎元老专家，到内蒙古参与他们的宁杞 1 号育苗与新品种示范推广工作。

1998 年 3 月，钟鉎元来到了内蒙古枸杞主产区巴彦淖尔，开始了宁杞 1 号的繁殖与推广工作。当时内蒙古还没有大规模推广种植宁杞 1 号品种，但也存在着大量的丰产枸杞园，收集到了大量优新种质资源。

2004 年，内蒙古科研人员收集到了“寸杞”“扁果”“枣树”三份新种质。

通过 2005—2006 年两年的数据采集与种苗繁育，“寸杞”品种完成了内蒙古的林木良种审定。同期，宁夏农林科学院林业研究所科技人员通过宁夏中宁枸杞管理局科技人员了解到了这 3 个品系的信息。

2005 年，在宁夏农垦莲湖农场建立品种对比试验园进行试验，2005—2009 年连续 5 年试验统计表明：该品系生长旺盛，发枝条数多，结果性优良，产量高，果粒大，果肉厚。

2008 年，在宁夏惠农、海原、银川金凤区良田镇 3 地布置试验。

2009—2010 年，在新疆乌鲁木齐、宁夏平罗县、同心县 3 地布置区域试验。

通过多年多点的数据积累，该品种性状稳定。2010 年，“枣树”，通

过宁夏林木品种审定委员会审定，被命名为“宁杞 6 号”。

二、宁杞 6 号特性

（一）形态特征

小灌木，成龄期株高 1.6~2.0 m。茎直立，灰褐色，上部多分枝形成伞状树冠，发枝条数多；老眼枝灰白色，具长针刺，平均节间长 1.45 cm，当年生 7 寸枝青绿色，梢端泛红色，平均节间长 1.48 cm；老眼枝每节间 3~7 个花果簇生于叶腋；7 寸枝花果量较宁杞 1 号稀疏，每节 1~2 朵花，稀 3 朵。叶片展开呈宽长条形，叶片碧绿，叶脉清晰，幼叶片两边对称卷曲呈水槽状，老叶呈不规则反卷，2~8 朵簇生叶腋。合瓣花，花长 1.4 cm，花瓣直径 1.3 cm，花冠 5，开花时花冠裂片平展，呈圆舌形，紫红色，且紫红色一直延伸至花筒基部，花筒直径小，雄蕊 5，稀 4 或 6，部分雌蕊高于雄蕊，开花后雌蕊向两侧呈不规则弯曲；花药黄白色，花丝着生于花冠筒下部并花冠裂片互生。幼果细长弯曲，萼片单裂，个别在尖端有浅裂痕，果实长大后渐直，成熟后呈长矩形，先端钝尖。

（二）生物学特性

物候期：在宁夏银川地区 3 月 26—28 日开始萌芽；4 月 5—8 日大量萌芽展叶，4 月 23—26 日老眼枝大量现蕾；5 月中旬当年生枝大量现蕾，5 月 2—4 日开花，盛花期 5 月 8—20 日；6 月中旬老眼枝进入盛果期；10 月下旬落叶，生长期 254 d 左右。树体生长旺盛，抽枝力强，枝条长而硬。

（三）经济性状

5 年生成树稳产后，株产枸杞干果 2.47 kg。枸杞干果分级：180 粒 /50 g 占 23.1%，220 粒 /50 g 占 44.0%，320 粒 /50 g 占 23.1%，500 粒 /50 g 占 10.3%；混等干果平均 218 粒 /50 g。

鲜果平均单果重 1.29 g。枸杞多糖含量 1.26 mg/100 g、氨基酸总量 8.91 mg/100 g、胡萝卜素含量 0.15 mg/100 g。该品种适于作为鲜食品种开发。

（四）栽培技术要点

栽植：宁杞 6 号自交亲和性差，不适宜纯系栽培，必须进行授粉树的配置。试验结果证明，采用宁杞 6 号和宁杞 1 号按 2 ：1 的比例进行株间混植或 1 ：1 的比例进行行间混植，均可达到丰产、稳产的目的。

肥水管理：定植后灌透水一次，5 月灌一次，6 月灌水一次；7—10 月视天气降雨情况和土壤质地不同灌水 2~3 次，11 月灌冬水；全年灌水不少于 6 次。每次灌水后（冬水除外）地表略干就要及时进行耕作除草，减少地表蒸发，防止地表板结。苗木稳定成活抽枝后，每株施入尿素 50 g 以促发枝条。2~3 年生树，每年每株树施入有机肥 3~4 kg；5 月上旬、6 月中旬各追肥一次，第一次 100 g 尿素 +50 g 磷酸二铵，第二次 50 g 尿素 +100 g 磷酸二铵。4 年生以上的树每年每株施入有机 8~9 kg；5 月上旬、6 月中旬追肥各一次，第一次 150 g 尿素 +100 g 磷酸二铵，第二次 50 g 尿素 +150 g 磷酸二铵。

整形修剪：宁杞 6 号发枝力较强，老眼枝结果力强。春季修剪可多留结果枝，对中间枝采取重短截促发侧枝；夏季修剪注意疏除过密枝条。

病虫害防治：主要防治枸杞蚜虫、枸杞木虱、枸杞瘿螨、枸杞锈螨、枸杞负泥虫和枸杞红瘿蚊。除做好常规的农业技术防治外，主要是采用化学防治。在宁夏地区宁杞 6 号比宁杞 1 号物候期提前 3~5 d，第一次病虫害防治（主防枸杞瘿螨、锈螨）要根据物候期提前 3~5 d 进行，用药种类和数量参照宁杞 1 号病虫害防治进行。

第六节　宁杞7号优良品种培育过程

一、宁杞7号项目的启动

宁杞5号雄性不育的特点给育种者带来方便的同时，但混植这一生产措施给种植者带来了极大的不便。

2006年，宁杞3号在推广过程中因落花落果影响产量被种植单位放弃。经过花药散粉试验和花粉粒活性检测试验，与宁杞3号同时参评的品系，除对照宁杞1号外，其他8个品系均有大量花粉粒散出。花粉粒TTC染色均具活性，但在生产中均表现为自交不结果实，这就成为了枸杞良种培育者急切想搞清楚的主要问题。

为了给宁杞5号寻找亲本，2006—2007年，枸杞良种培育人员走访了宁夏、内蒙古、新疆三个主产区，开始搜寻宁杞5号的适宜亲本。先后共寻找到了9个适宜亲本。2007年配置了9个组合，2008年定植。

同时，通过2007—2008年的系统性研究，终于找到了这一长期困扰枸杞育种界的问题所在：宁夏枸杞种内存在着广泛的自交不亲和性，宁杞1号可以单一品种种植的原因是自交亲和，诸多品种单一品种种植落花落果的原因是自交不亲和。

2006—2007年，科技人员在宁夏固原黑城余某某家寻找到的亲本“0207”，被确定为该批次优树中唯一自交亲和的品系。通过2007年的种苗繁育，2008—2010年，“0207”通过惠农、中宁、银川、兴仁4地3年的区域试验，以其优异的表现，顺利通过宁夏林木良种审定，定名为宁杞7号。审定编号为宁 S–SC–LB–009–2010。

2010—2016 年，宁杞 7 号优良品种在全国推广种植了 30 万亩，占当时全国枸杞新植面积的 70% 以上，成为继宁杞 1 号之后的又一主栽品种。

二、宁杞 7 号特性

（一）形态特征

小灌木，进入成龄期（4 年以上）株高 1.40~1.60 m，根颈粗 4.8~12.9 cm，株冠直径 1.40~1.60 m。幼叶黄绿色，成熟叶片深绿色，质地较厚，横切面平展叶脉清晰，顶端纯尖；当年生枝单叶互生或有 2~3 枚并生，宽披针形，叶平均长 4.15 cm，宽 1.24 cm，厚 0.423 6 mm。枝条灰白色，结果枝 210~250 条，枝棘刺少，枝形弧垂或斜生，平均枝长 45 cm，节间长 1.56 cm，着果距 4.2~6.8 cm，每节花果数 1~2 个。花淡紫色，花长 1.8 cm，花瓣绽开直径 1.6 cm 左右。幼果粗壮，熟果深红色，果身椭圆柱状，多不具纵棱，先端钝尖，鲜果纵径 1.8~2.0 cm，横径 0.98~1.20 cm，果肉厚 0.13~0.17 cm，鲜果千粒重 940~1 002 g。种子黄色，肾形，每果内含种子 24~40 粒，种子千粒重 0.725 g 左右。

（二）生物学特性

物候期：在宁夏银川地区 4 月初萌芽，4 月中旬展叶，4 月下旬萌发第一次新枝（称春梢）；5 月 13 日前后当年生新枝（夏梢）现蕾；6 月 15 日前后果熟初期，6 月下旬至 7 月下旬进入盛果期；8 月中旬发秋梢；9 月底至 10 月秋果成熟。

树势强健，树体紧凑，树姿半开张，结果枝长度 50 cm 以上的占 64%。根系粗壮，肉质。休眠期一年生枝条花量过少，形不成有效产量，应对枝条进行短截，促进早发枝条。

抗逆性：对黑果病抗性强、白粉病抗性弱，雨后较宜裂果。喜光照，耐寒、耐旱。

（三）经济性状

成龄树株产鲜果 7~10 kg，宁夏地区夏季晴天鲜果脱蜡处理后 3~4 d 可以制干，果实鲜干比 4.4 ∶ 1，干果色泽红润。宁杞 7 号含总糖 53% 左右、枸杞多糖 3.97% 左右、胡萝卜素 1.38 mg/100 g、甜菜碱 1.08 g/100 g。

成龄树亩产干果 300 kg 左右，最高可达 450 kg。

（四）栽培技术要点

栽植：园地宜选中壤或轻壤，地下水位不得高于 100 cm。小面积人工耕作生产园，株行距 1.5 m × 2.0 m，幼树期可加倍密植；大面积农机耕作生产园，株行距 1.5 m × 2.8 m~1.0 m × 3.0 m，幼树期可株间密植，3 龄后间挖。自花授粉实率高，可单一品种建园。

肥水管理：定植半亩施有机肥 2 m^3 尿素 25 kg、磷酸二铵 25 kg、氯化钾 15 kg，以后随树体增大、产量增多，逐年增加施肥量。3~4 年进入盛果期，盛果期亩施有机肥 4 m^3、尿素 50 kg、磷酸二铵 50 kg、氯化钾 30 kg，年灌水 5~6 次，盛果期可适量增加灌水次数。根系生长旺盛，施肥离根系过近易发生肥料烧根现象，施肥穴开挖应距根颈基部 50 cm 以上。

整形修剪：1 龄树 1 级摘心所发枝条可形成花果。2 龄后，在休眠期修剪时，所有留枝均须短截，枝基粗度 0.3~0.4 cm 的 2 级侧枝是主要选留对象，截后枝长以 20~30 cm 为宜，单株留枝量 40~45 条，选留对象以外的枝条一律自基部剪除。夏季修剪的主要是剪除主干、主枝及 1 级侧枝上萌发的徒长枝，如树体结构需要徒长枝时，可在枝长 20 cm 左右时及时摘心促发侧枝。

病虫害防治：加强枸杞园管理，及时清理园内修剪留下的枝条。要加强对枸杞瘿螨的防治，做到早期预防，及时防治。对于枸杞蚜虫、红瘿蚊、锈螨等害虫应结合物候期加强预防。

思考练习题：

1. 什么是“大麻叶”枸杞优良品种？它是如何被发现的？它的发现对枸杞品质有何影响？

2.“大麻叶”枸杞具有哪些形态特征和生物学特性？对于枸杞的栽培有何要点？

3.“大麻叶”枸杞的经济性状有哪些？其一般亩产和最高亩产是多少？干果含有哪些成分？

4. 宁杞 1 号的形态特征有哪些？请列举至少三点。

5. 宁杞 1 号的生物学特性有哪些？请列举至少两点。

6. 枸杞的干果商品等级率是多少？请列举每个等级的范围。

7. 宁杞 4 号是如何被选育出来的？

8. 宁杞 4 号的形态特征有哪些？

9. 宁杞 4 号的经济性状有哪些？

10. 宁杞 5 号的形态特征有哪些？

11. 宁杞 5 号的物候期是什么时候？

12. 宁杞 5 号的经济性状有哪些？

13. 宁杞 7 号的母树在哪里发现的？它是如何被培育出来的？

14. 宁杞 7 号的生物学特性有哪些？

15. 宁杞 7 号的经济性状有哪些？

16. 宁杞 6 号是如何被培育出来的？

17. 宁杞 6 号的经济性状是什么？

18. 宁杞 6 号的病虫害防治措施是什么？

第二章　枸杞功效及功能产品研究

宁夏回族自治区联合中国科学院，组织全国相关领域优势力量，启动“十三五”重点研发计划重大专项——“枸杞功效的重大基础研究及功能产品研发”。

王志珍院士（中国科学院院士、中国科学院生物物理研究所研究员）团队结合国内外枸杞生物活性研究的前沿和现状及国内现有研究基础，围绕枸杞功效的物质基础、作用的分子机制及质量控制标准开展研究，并根据基础研究成果进行高附加值功能产品研发。在物质基础方面，首次建立了枸杞化合物数据库管理平台和枸杞小分子成分智能分析平台；发现了一批新的功能性成分，建立了以枸杞单糖组成图谱用来区分不同产地枸杞及进行枸杞多糖质量控制的方法；解析了精确枸杞基因组及枸杞长链非编码 RNA 特征。在功效机制方面，首次全面解析了枸杞子久服“坚筋骨、轻身不老”及“保肝明目”传统功效的分子机制。在国际标准方面，首次主导制定了《中医药 – 枸杞子》国际标准，掌握了国际标准话语权，助推枸杞产业健康发展。在功能产品研发方面，开发了枸杞稳糖颗粒和杞仙解郁颗粒制剂两种传统中药制剂，开发了 15 款枸杞功能产品，为枸杞生物医药开发开拓了新路径。

第一节　枸杞生物活性的物质基础研究

一、枸杞指纹图谱研究

枸杞是茄科枸杞属的落叶灌木。近代医学研究发现枸杞含有多种有效成分，包括枸杞多糖、甜菜碱、类胡萝卜素、黄酮、药用氨基酸等。其中，枸杞多糖具有增强免疫力、防衰老、抗肿瘤、抗氧化等多方面的药理作用。为了加快物种研究，获得精确的基因组信息是一种重要方法。基于基因组及转录组等组学数据揭示了枸杞进化及枸杞成药特性。

（一）宁夏枸杞基因组分析

对枸杞进行基因组的测序和预测评估后，发现枸杞具有高杂合、高重复的复杂基因组。因此，研究团队利用目前最先进的三代测序、二代测序、光学图谱测序、三维基因组测序等技术，精确解析了枸杞基因组。通过分析，发现枸杞基因组大小为 2.03 Gb，其中包含 31 646 个基因。其中，编码区占总基因组的 1.92%，非编码区占据 98.8%。枸杞基因组的获得，为枸杞的分子育种、品种改良、功能研究及国际出口等提供科学依据。

（二）宁夏枸杞进化分析

在没有基因组之前，研究团队并不清楚枸杞在进化上的地位、分化时间及是否由于环境的动荡，发生了基因组大范围改变，有了枸杞基因组后能回答上述问题。研究团队对 12 个物种（金鱼草、矮牵牛、烟草、土豆、西红柿、枸杞、茄子、乌梅、番木瓜、拟南芥、葡萄、水稻）构建了系统发育树，树形结构支持被子植物 APG 系统，推算出枸杞与茄科共同经历了一次全基因组的三倍化事件，从而获得性状基因。

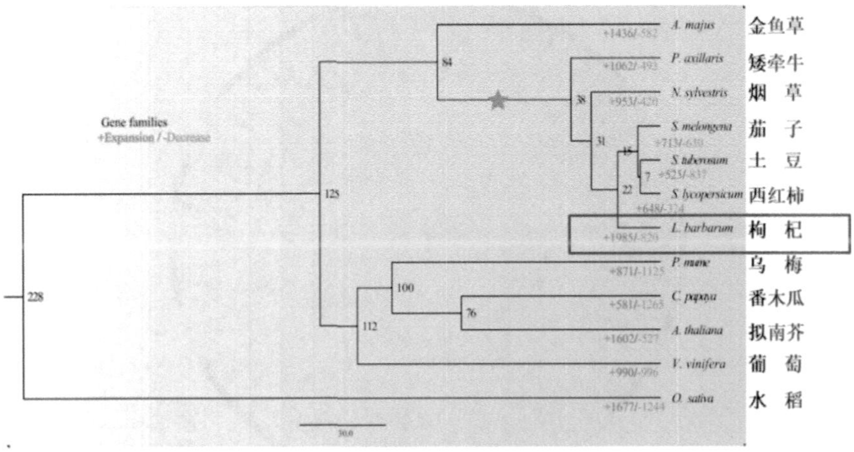

图 2-1 枸杞进化分析图

（三）宁夏枸杞比较基因组研究

对于药食同源的中国传统中药材，枸杞有哪些的特异特征存在，为了解析这个问题，研究团队将组装的枸杞基因组与其他茄科（茄子、土豆、西红柿、烟草）基因进行比较分析，枸杞得到 2 367 个特异基因，对这部分基因进行功能元件的预测，整体基因分布等，结构功能进一步挖掘。

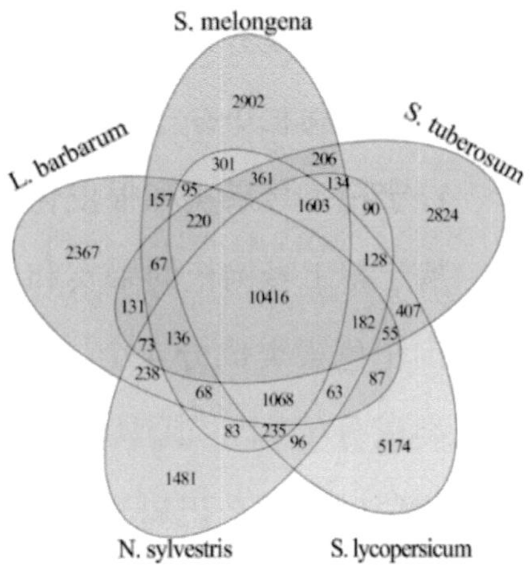

图 2-2 枸杞比较基因组研究

（四）宁夏枸杞主要药效成分功能基因研究

利用生物信息学方法分析发现，枸杞果胶多糖合成相关基因，在枸杞进化过程中发生基因扩张，枸杞红素、花青素部分基因高表达，提示可能与枸杞的药用价值相关。基于基因组及表达数据，首次提出枸杞果胶多糖、枸杞红素、花青素的合成通路及关键基因。另外，对宁夏枸杞的非编码 RNA 进行研究发现，枸杞不同药效器官存在着特异的非编码 RNA 转录本。

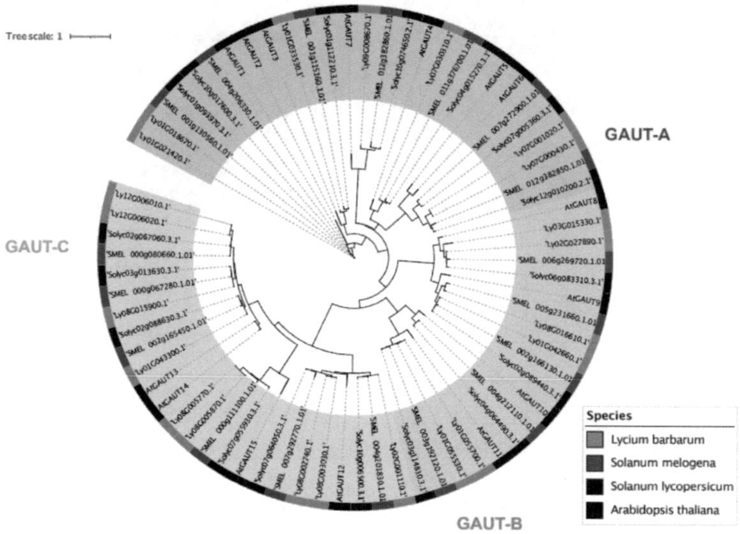

图 2-3　枸杞主要药效成分功能基因研究

二、枸杞成分系统分析

（一）枸杞小分子化合物的研究

1. 宁杞 1 号果实和根皮化学成分的提取分离及鉴定

从宁杞 1 号枸杞的果实和根皮（地骨皮）中分离得到各类成分共 66 个，包括枸杞色素类成分 4 个，酚酸类成分（包括黄酮、木脂素等）45 个，生物碱类成分 17 个，其中枸杞特征性成分枸杞精胺类化合物 10 个，指标性成分甜菜碱和葫芦巴碱以及枸杞红色素类成分均分离得到，较完整地揭示了宁杞 1 号小分子的主要特征性及成分。

2. 宁杞 1 号果实及根皮中小分子化学成分分析

通过建立一套完整的宁夏枸杞样品采集方法优化，LC–MS 信息采集—数据分析方法建立一快速分析的流程，使用 UNIFI 数据管理平台建立了包含 366 个枸杞小分子化合物的多级高分辨质谱理论数据库；同时将分离纯化得到的 66 个化合物进行 UPLC–QtofHDMS/MS 数据采集，已经构建了基于高分辨质谱大数据的枸杞小分子数据库，以及基于该数据库和分子网络技术的枸杞小分子成分智能分析平台。

应用枸杞小分子数据库，对宁杞 1 号以及地骨皮中的小分子化合物进行了快速识别与分析，共筛查到化合物 114 个，其中，正模式 106 个、负模式 14 个（有共同筛出）。化合物类型分类包括亚精胺类 15 个、酰胺类 29 个、环肽类 3 个、生物碱类 11 个、黄酮及黄酮苷 19 个、有机酸及其酯类 29 个、香豆素类 4 个、木脂素类 7 个。其中，从宁杞 1 号果实中筛查出化合物 71 个、地骨皮中筛查到 61 个。果实与地骨皮所含化合物类型基本一致。

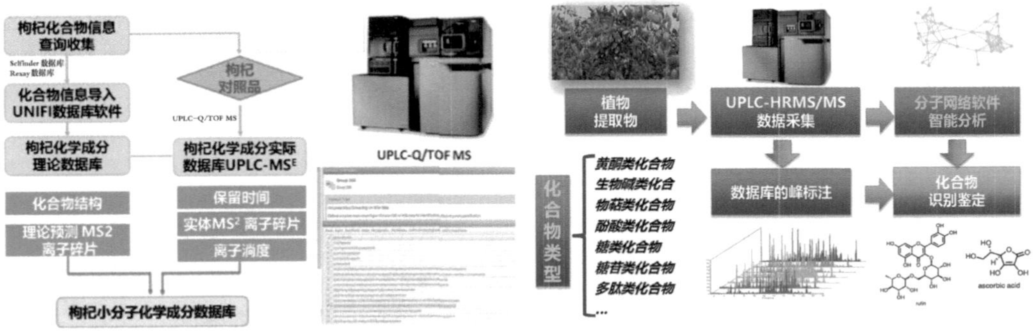

图 2–4　基于枸杞小分子成分数据库及分子网络技术的宁夏枸杞成分智能分析平台

（二）枸杞糖类化合物的研究

1. 宁夏枸杞多糖类成分及活性研究

从干燥的枸杞子中提取分离得到 10 个均一多糖。活性筛选结果显示，枸杞均一多糖 LBP1A1–1、LBP1C–2 和 LBP0.1–S 有明显地抑制 Aβ42 生成与聚集的活性，硫酸化枸杞多糖 Sul–LBP1B–S–2 在体外具有较好地抑制 HMEC–1 管腔形成的活性。此外，枸杞均一多糖 LBP0.05–1 和 LBP0.1–S 具有显著的抗肝纤维化活性，体外可明显逆转由于 TGF-β 诱导导致的纤维化标志蛋白 α-SMA 的表达上调。

2. 枸杞多糖质量控制研究

多糖作为枸杞的重要活性成分，大量研究已表明，枸杞中最具有利用价值的是枸杞多糖。而目前枸杞多糖的质量控制方法，缺乏系统性及统一的标准。本研究以 18 批次 6 个产地的枸杞多糖为研究对象，建立了基于 PMP 衍生化结合 HPLC 法的多糖单糖组成指纹图谱以及基于 Need’s 甲基化法结合 GC–MS 法的多糖单糖残基连接方式指纹图谱，后又对两种方法的重现性、样品稳定性和仪器精密度进行了考察，结果显示该两种方法可以作为质量评价标准。此外，氧化降解结合 LC–MS 分析的寡糖片段指纹图谱，部分酸水解、酶解后结合 HPLC 法的寡糖片段指纹图谱方法的建立也取得了一定进展。以上研究结果表明，以多种方法联用建立的指纹图谱所形成的质量控制体系，可更全面地反映不同枸杞产品所含多糖成分的种类与含量，在质量评价以及监控产品批间差异上具有实用价值。

第二节 枸杞传统功效的分子机制研究

一、解读“坚筋”“轻身”功效的科学内涵

骨骼肌是哺乳动物体内最大的组织器官，占体重 40%~50%。除了基本的支撑和运动功能外，骨骼肌也是维持正常机体能量平衡的重要器官。骨骼肌的运动功能和能量代谢的改变与多种疾病密切相关，例如肌肉退行性疾病、糖尿病、肥胖症等。研究团队以小鼠为模型，通过灌胃的给药方式，检测了枸杞提取物对骨骼肌成分和能量代谢的影响。发现枸杞提取物能显著增加小鼠胫骨前肌和腓肠肌的肌肉体重比，减少白色脂肪含量，提高小鼠的平均最大跑步距离，也就是增加了小鼠肌肉的耐力。体内小鼠实验和体外细胞实验表明，枸杞水提物通过增加肌肉中氧化型肌纤维比例增强有氧呼吸作用来实现这一功能。进一步对作用机制研究发现，枸杞水提物通过激活雌激素相关受体 ERRγ（estrogen-related receptor gamma）上调 IIa 型氧化型肌纤维的比例和调节骨骼肌能量代谢，并且 PKA-CREB 信号通路介导了 ERRγ 的激活。

这是首次证明枸杞水提物可以调节骨骼肌重塑和能量代谢，为枸杞“坚筋”的传统功效提供了科学解读。“轻身”代表抗疲劳作用。在研究团队的实验模型中，不仅发现枸杞提取物能显著增加小鼠肌肉的耐力；而且同时发现枸杞提取物喂食的小鼠血清中乳酸水平也显著降低，说明枸杞提取物缓解了肌肉疲劳。

研究发现，枸杞提取物在增强肌肉耐力、增加氧化型肌纤维比例、增加肌肉体重比、减少脂肪含量、增加能量产生和能量交换、促进线粒体生物合成、促进脂肪酸氧化和产热方面均起到“模拟锻炼”的效果，为枸杞转化应用提供了科学依据。枸杞作为一种药食两用物，其“锻炼模拟剂”的作用可能被广泛应用于多个方面。例如，对于长跑或其他耐力型运动员，枸杞可能有助于提高肌肉中负责耐力的氧化型肌纤维的比例；对于缺乏或不能进行适当体育锻炼的人群，枸杞可能有助于增加肌肉重量，提高肌肉能量代谢，强身健体；对于衰老人群，枸杞可以帮助避免肌肉流失和功能衰退。枸杞的上述功能还有待于进一步在相应模型中实验验证。综上所述，枸杞这一重要功效机制的新发现，在基础研究方面科学阐述了中药传统功效的内涵，在应用转化方面可望对枸杞产业高质量发展起到重要的推动作用。

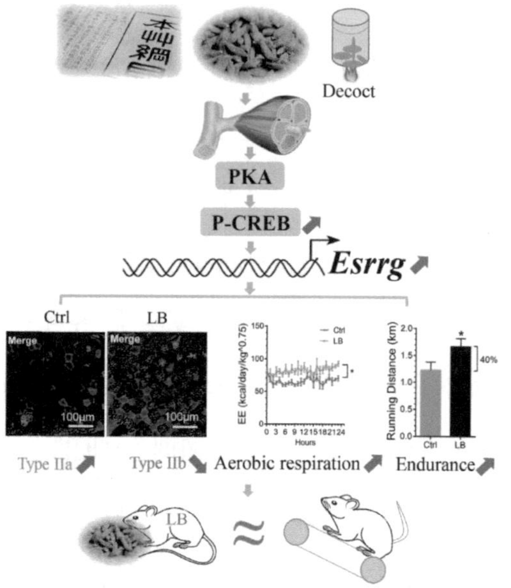

图 2-5　枸杞水提物通过激活 PKA-CREB-ERRγ 通路增加氧化型肌纤维比例、有氧呼吸和肌肉耐力“模拟锻炼”功效的分子机制

二、解读“骨”功效的科学内涵

骨质疏松症是一种多病因引起的，以骨量减少，骨组织显微结构退化，骨强度降低和骨脆性增加为特征的骨退行性代谢性疾病。衰老性骨质疏松是男、女性伴随年龄增长均有的骨丢失现象，其并发症骨折的致残致死率极高，骨质疏松症患者骨折的发生风险高达 40%。目前市场上治疗衰老性骨质疏松症的化学药物虽具一定的疗效，但这些药物常常受其自身固有的毒性及选择性的制约，系统及局部的各种不良反应几乎不可免。与之相比，枸杞子作为经典的药食同源

中药，具有“坚筋骨”的功效，开发潜能巨大。

研发团队以最接近衰老性骨质疏松症的动物模型，即自然衰老致骨质疏松的小鼠为模型，通过研究首次发现枸杞水提取物（LBE）、枸杞多糖（LBP）和主要单体多糖类成分（均一多糖 LBP1C–2）可以显著增加骨密度、增加骨强度；进一步通过间充质干细胞模型发现以上三类成分可显著促进成骨细胞分化和矿化，证明了枸杞子及其主要单体成分是通过促进骨形成而发挥“坚骨”功效的，并确定了作用机制和作用靶点。研究团队深入解析了枸杞子“坚骨”功效的科学内涵，对衰老性骨质疏松症的预防和治疗具有现实意义。

三、解读“不老”功效的科学内涵

（一）枸杞子水提取物抗衰老的作用机制

研究团队发现，含有 22.03% 多糖和小分子抗氧化剂的枸杞子水提物（LBE）可显著延长秀丽隐杆线虫的寿命，且对线虫的繁殖和咽泵无明显影响。与平均寿命较长的线虫相比，平均寿命较短的线虫的寿命延长效应更显著。此外，LBE 延长寿命的作用依赖于去乙酰化酶 sir–2.1。值得注意的是，LBE 可稳定地延长伴有热休克转录因子 –1（hsf–1）缺陷野生型线虫的平均寿命，而且这一作用也依赖于 sir–2.1。此外，LBE 延长了伴有 hsf–1 缺陷的神经退行性线虫的寿命，并减轻了毒性蛋白聚集。研究表明，LBE 可能是一种潜在的抗衰老天然膳食补充剂，特别是对寿命短的个体，这可能是一种治疗以 hsf–1 缺乏为特征的神经退行性疾病的潜在药物。枸杞对生理状态较差、寿命较短的个体表现出更显著的延缓衰老作用。

研究团队对 LBE 处理线虫的浓度对应成人每日服用剂量进行了测算。以抗衰老明星分子二甲双胍为例，8.25 mg/ml（50 mmol/L）二甲双胍是处理线虫的常用有效浓度，而美国 FDA 批准的二甲双胍抗衰老临床试验（TAME）的用药浓度为成人每日 2 g。对应 5 mg/ml LBE 处理线虫相当于成人每日口服 1.2 g LBE，根据 LBE 制备得率 25%，则相当于成人每日口服枸杞子约 5 g。考虑到日常食用枸杞子的萃取效率和人体消化吸收效率，这一剂量与《中华人民共和国药典》（2015 版）推荐的枸杞子用法与用量（6~12 g）是十分吻合的。团队的研究为枸杞子保健和治疗的用量参考标准和相关枸杞功能产品的研发提供了科学依据和指导。

（二）枸杞叶黄酮提取物抗衰老的作用机制

枸杞叶俗称天精草。研究发现，其中黄酮类化合物的含量高于果实，是一种廉价而丰富的黄酮提取原料。黄酮类物质作为天然抗氧化剂的代表，具有抗肿瘤、抗氧化、清除自由基、抗衰老等作用。长期以来，枸杞叶多用作廉价配料，未能充分发挥其潜在价值。国内外对银杏黄酮抗氧化和衰老的研究较多，但对枸杞叶黄酮类化合物相关研究较少。研究团队与宁夏大学合作开展了枸杞叶黄酮提取物（LBLF）对线虫寿命的研究。多次重复实验显示，200 μg/ml LBLF 能显著延长线虫平均寿命约 15%，即从（14.9 ± 1.0）d 延长至（17.1 ± 0.4）d。进一步实验还表明 LBLF 能增强衰老线虫的运动能力。

对 LBLF 处理线虫的浓度对应成人每日服用剂量进行了测算。以二甲双胍为标准，对应 200 mg/ml LBLF 处理线虫相当于成人每日口服 0.05 g LBLF，根据 LBLF 制备得率 3%，则相当于成人每日口服枸杞叶约 1.6 g（干重）。考虑到日常食用枸杞叶的萃取效率和人体消化吸收效率，这一剂量与日常习惯用量（1~3 g）是十分吻合的。团队的研究为枸杞叶保健和治疗的用量参考标准和相关枸杞功能产品的研发提供了科学指导。

（三）枸杞叶黄酮提取物对内皮细胞氧化损伤的保护作用

血管内皮细胞结构和功能的改变是多种心血管疾病的共同病理基础，内皮细胞损伤后通过增加血管通透性，激活凝血系统和血小板等，造成一系列病理变化。越来越多的证据表明多种因素（衰老、糖尿病、高血压、吸烟等）都会引起内皮细胞氧化损伤。研究枸杞对内皮细胞氧化损伤的保护作用对防治心血管疾病意义重大。团队使用过氧化氢（H_2O_2）诱导的人脐静脉内皮细胞（HUVECs）氧化应激模型，发现 LBLF 能有效降低 HUVECs 的活性氧和脂质氧化水平，并能显著增强 HUVECs 多种抗氧化酶活力〔如超氧化物歧化酶（SOD）、谷胱甘肽过氧化物酶 GSH-Px 等〕。基于转录组测序技术（RNA–Seq）分析 LBLF 对 H_2O_2 诱导的 HUVECs 基因表达及信号通路的影响机制，发现 H_2O_2 氧化应激条件下 LBLF 对 HUVECs 的保护作用机制，可能是通过上调丝裂原活化蛋白激酶（MAPK）信号通路下游的 EPO 和 HO-1 基因表达来实现。从分子机理上揭示了枸杞叶黄酮提取物对内皮细胞氧化损伤具有保护作用。

（四）从干细胞角度解读枸杞提取物的“不老”功效

衰老是由构成人体的所有器官系统性功能衰退造成的。随着年龄的增加都会伴随肌肉流失，研究发现，30 岁后每十年肌肉流失 3%~8%，60 岁以后更加严重。人体的绝大多数器官都具有一定的自我更新能力，新形成的细胞可以取代损坏或异常细胞。大多数器官中均存在着一类特殊的细胞，它们能源源不断地产生新的多功能细胞补充和修复受损器官，这种特殊的细胞就是干细胞。衰老通常与干细胞功能降低有关，而干细胞功能对于再生很重要。骨骼肌中的肌肉干细胞具有制造新肌肉组织的强大能力，而且还可以不断分裂产生更多的干细胞，这一过程称为“自我更新”。但是它们的相关能力会随着年龄的增长而减弱，从而导致肌肉创伤后的再生能力下降。

研究团队以小鼠为模型，通过灌胃的给药方式，首先发现枸杞提取物可以增加骨骼肌中干细胞的数量。然后通过骨骼肌损伤再生模型以及体外分离培养肌纤维的方式，证明枸杞提取物可以通过提高骨骼肌干细胞的活化和自我更新能力促进骨骼肌损伤再生过程。并进一步在衰老小鼠中，证明了枸杞提取物能延缓随着衰老进程干细胞数量的减少，从而减少肌肉萎缩进程，维持肌肉功能。与年龄相关的肌肉功能受损严重影响老年人口的健康状况。随着人口的迅速老龄化，诸如肌肉退化之类的问题正在成为日益严峻的社会挑战。所以，这一发现不仅从干细胞功能维持的角度为枸杞“抗衰老”的传统功效提供了科学解读，同时也为枸杞在抗衰老市场的应用提供了理论依据。而且干细胞是目前生命科学最前沿、最尖端的科学之一。对干细胞的深入研究，可能将从深层次上揭示衰老的成因，最终实现人类延缓衰老的梦想。

四、解读“保肝明目”功效的科学内涵

（一）枸杞多糖（LBP）对常见肝损伤的保护机制

研发团队通过细胞模型和动物模型确定了枸杞红素单体对于酒精性肝病的保护作用和分子机制。通过生物物理的方法找到了单体结合的分子靶点。此外在“瘦人型”非酒精性脂肪肝动物模型中研究了枸杞多糖的保护机制，发现其主要通过 NF-κB 和 NLRP3 炎症小体起作用。在肝性脑病模型上研究了枸杞多糖的保护作用，发现促炎症细胞因子 TNF-α 和 IL-6 是疾病状态下联系肝脏和脑部 / 眼部损伤的信号分子。

枸杞多糖（LBP）是枸杞的主要生物活性成分，具有增强肝脏抗氧化、抑制炎症反应、清除自由基等抗氧化功能。LBP 已被证明在多种肝脏疾病模型中具有肝脏保护作用，包括急性肝损伤、非酒精性脂肪肝、药物诱导性脂肪肝和肝癌。

酒精性肝病是指由酒精滥用引起的肝损伤，范围从脂肪变性、酒精性脂肪肝疾病和酒精性肝炎到酒精性肝硬化。人们普遍认为，女性更容易受到酒精介导的肝病的影响，同时临床现象表明性激素与酒精性肝病的发病密切相关。在小鼠的慢性酒精性肝病模型中，研究发现与雄性小鼠相比，乙醇对雌性小鼠造成更为严重的肝损伤，并且 LBP 对酒精性肝病诱发的雌

性小鼠肝损伤具有更为显著的缓解作用。

非酒精性脂肪肝是全世界最常见的慢性肝病之一，可导致肝硬化或癌症。NAFLD 是代谢综合征的肝病表现，与肥胖、心血管疾病和 2 型糖尿病相关。在蛋氨酸 – 胆碱缺乏症诱导的非酒精性脂肪性肝炎小鼠模型中，实验表明，LBP 可明显改善非酒精性脂肪性肝炎所致的损伤，包括血清谷丙转氨酶和谷草转氨酶水平升高、肝氧化应激、纤维化、炎症和细胞凋亡；在同时患有乙型肝炎病毒和非酒精性脂肪肝的小鼠模型中，服用枸杞红素（ZD）可发挥上述同样作用，具有改善肝脏损伤和恢复肝脏功能的肝脏保护作用。

肝性脑病是由严重的肝损伤或衰竭引起的神经精神疾病。据估计约 30%~45% 的肝硬化患者会发展成 HE（肝性脑病）。氨中毒被认为是 HE 的主要机制。高氨血症严重干扰脑代谢、星形胶质细胞的体积调节和线粒体功能。在硫代乙酰胺诱导的急性 HE 小鼠模型中研究 LBP 的保护机制发现，LBP 可通过 MAPK 途径抑制 p38MAPK 和 ERK 磷酸化，从而有效改善 HE 诱发的肝 / 脑损伤和运动能力损伤。

LBP 对化学、乙醇和非酒精性脂肪肝引起的肝损伤中具有有效的肝脏保护功能。LBP 在将来的肝病临床治疗中有望成为有效的中药制品。

（二）枸杞红素改善 HE 的神经生物学机制

枸杞红素（ZD）是枸杞子中一种重要的聚异戊二烯类化合物，具有抗氧化和抗衰老的作用。为了深入探究枸杞红素的肝脏和神经功能保护的作用机制，本研究团队建立了肝性脑病的动物模型，采用双光子在体成像、行为学和分子生物学等神经生物学技术，研究了枸杞红素对运动皮层神经元树突棘可塑性异常和运动学习功能障碍的改善作用。

研究发现枸杞红素有四个显著特征：一是枸杞红素能够显著降低肝损伤导致的肝功能酶、血清及运动皮层组织中氨分子含量的升高；二是枸杞红素能够显著降低肝损伤引起的外周和中枢内的炎症因子的含量升高；三是枸杞红素能够改善 HE 引起的运动皮层树突棘可塑性异常；四是枸杞红素能够抑制 HE 引起的运动皮层小胶质细胞激活。

上述研究结果初步表明，枸杞红素能够改善 HE 导致的运动学习功能障碍，为开发以此为原料的新药或保健品奠定了理论基础。

（三）保护视网膜感光细胞及其作用机制

通过 rd10 视网膜色素变性小鼠模型，确定了 ZD（枸杞红素）对视网膜神经元的结构和功能保护作用，并进一步阐明分子机制：ZD 可以有效提高退变视网膜中感光细胞、双极细胞和节细胞的对光反应，提高视网膜感光细胞存活率。Western 结果表明，ZD 可以显著抑制 rd10 小鼠视网膜中 ERK、P38 通路的激活；mRNA 测序结果表明，ZD 可以抑制 rd10 小鼠视网膜中 NF-κB、STAT、NIK 等通路；ZD 可以显著抑制 rd10 小鼠视网膜中 STAT3 和 CCL2 通路的激活，并抑制炎症因子 GFAP。

枸杞具有清肝明目的药理作用。枸杞多糖（LBP）是枸杞的主要生物活性成分，具有抗氧化、抑制炎症等功能。LBP 已被证实在多种视网膜蜕变的疾病模型中可有效保护视网膜，包括视网膜色素变性、视网膜缺血、视神经损伤等。

感光细胞退变疾病比如视网膜色素变性（RP）是严重的致盲性眼病，RP 发病率大致为 1/4 000。RP 疾病中，感光细胞凋亡，患者视力逐渐下降最终失明，严重影响患者的生活质量。在 RP 动物模型小鼠中研究发现，LBP 可以有效减缓疾病小鼠的感光细胞退变、改善小鼠的视觉行为和节细胞的对光反应。研究团队进一步检测了枸杞单分子 ZD 对 RP 小鼠模型的视网膜保护作用。研究表明，ZD 一次性眼内注射即可有效缓解 RP 小鼠的感光细胞退变并改善其视觉行为和功能，并主要通过抑制 MAPK 途径的 ERK 和 P38 磷酸化及 STAT3、CCL2 途径起到抗炎抗凋亡的保护作用。

临床上枸杞提取物已经开始应用于治疗视网膜色素变性并取得良好效果，因此LBP在视网膜退行性疾病的临床治疗中有望成为有效的中药制品。而ZD正在进一步开发检测中。

第三节　枸杞功能产品研发及枸杞的质量标准研究

枸杞功能产品共完成了17款功能产品的研发，其中，传统中药制剂2款、枸杞功能产品15款。

一、枸杞稳糖颗粒

枸杞稳糖颗粒由中国中医科学院广安门医院全小林院士开发，该成果是以枸杞为君药开发的医疗机构制剂，源于全小林院士临床应用多年防治糖尿病的经验方，具有滋补肝肾、泻热滋阴、凉血生津、补气养阴的效用。以枸杞子为君药，方中多药均有降糖、降脂之功，可靶向控糖。结合“未病先防”理念，截断疾病进展之势，逆转糖尿病。用于治疗糖耐量受损及糖尿病患者肝肾不足，虚火内扰所致视物模糊、腰膝酸软、口干、气短乏力、自汗盗汗等。

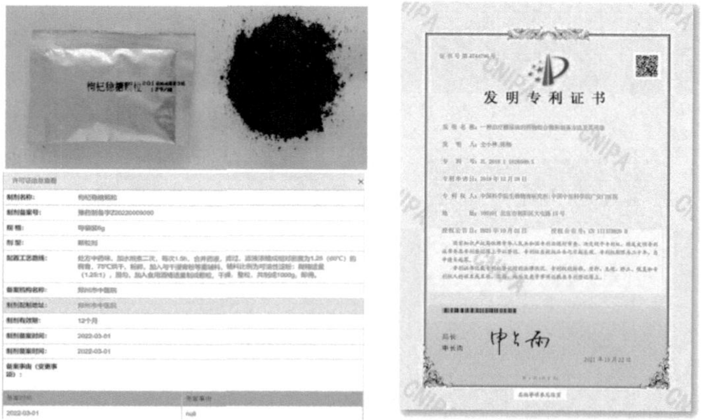

图 2–6　枸杞稳糖颗粒及发明专利证书

通过研发，该中药制剂工艺可控、质量稳定及安全有效。制剂备案号：豫药制备字

Z20220009000。

二、杞仙解郁颗粒

杞仙解郁颗粒由中国中医科学院广安门医院仝小林院士开发，该成果是以枸杞子为君药开发的医疗机构制剂，源于仝小林院士临床应用多年治疗中老年抑郁症的经验方。其创新性地提出“诸颓抑郁，易感易疲，皆属于霾”，并以“阳光散霾”法治疗抑郁症。该方滋补肝肾、阴阳并补、清热除烦、安神助眠，用于治疗肝肾不足，阴阳两虚所致消极、悲观、焦虑、失眠等症状。全方不仅有调节机体内环境，振奋脏腑功能，从根本上消除阴郁，同时可针对郁症的典型症状针对性用药，缓解患者病痛。通过研发，该中药制剂工艺可控、质量稳定且安全有效。制剂备案号：豫药制备字 Z20220008000。

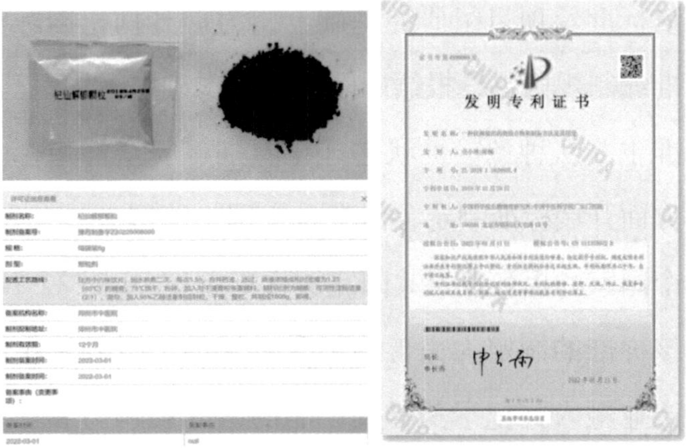

图 2-7　杞仙解郁颗粒及发明专利证书

三、开发了枸杞功能产品 15 款

开发枸杞功能产品有健忆宝（Geneliife）、ISO 枸杞糖肽片、枸杞肽修护亮眸眼膜、杞肽眼部舒缓喷雾、肽慕枸杞糖肽片、杞精粹 -LBGP 枸杞糖肽固体饮料、杞肽分离乳清蛋白特殊膳食用食品、枸杞糖肽片、天杞太美枸杞糖肽水能润泽洗面奶、天杞太美枸杞糖肽水润精华润、天杞太美雪凝鲜养修护液、天杞太美雪凝鲜养修护霜、天杞太美雪凝鲜养修护乳、天杞太美氨基酸雪凝鲜养洁面乳、尝萃枸杞糖肽益生菌粉，共 15 种。

四、枸杞的质量标准研究

基于枸杞子化学成分结构特征和绿色化学理念，从“成分表征 – 药效评价”开展枸杞子酚类、脂溶性色素成分高效区域表征，以及治疗良性前列腺肥大物质基础的挖掘，发现与确定与“滋补肝肾”传统功效关联的质量标志物。

基于特征图谱结合化学计量学统计手段，系统比较不同品种和不同产地宁夏枸杞化学成分组成差异，挖掘宁夏枸杞及宁夏产枸杞子道地药材的特征成分。

针对枸杞现行质量存在的不足，在《中华人民共和国药典》枸杞子质量标准及项目组研究基础上，为提升枸杞国际竞争力，在遵循 ISO 国际标准编制规则下，根据国际市场需求确立《中医药－枸杞子》ISO 标准。该标准主要从种源、性状、理化鉴别、安全性指标、检测方法及包装、存储等方面开展标准制定，由来自中国、德国、加拿大、澳大利亚、美国和越南 6 个国家的提名专家共同完成标准制定。历时 32 个月，于 2020 年 8 月正式出版。该标准的制定为完善枸杞质量标准、引领枸杞国际标准话语权和提升枸杞产业融入枸杞子药材及产品的国际影响力和竞争力发挥积极的助推作用，也对推动中国大健康产业具有重要意义。

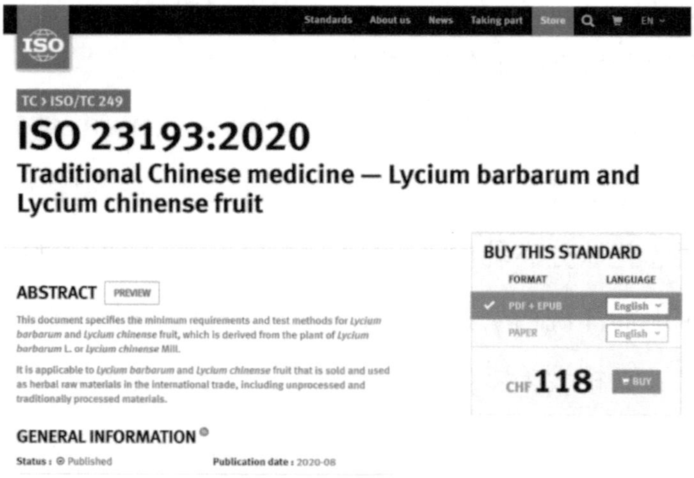

图 2-8　枸杞子 ISO 国际标准

思考练习题：

1. 枸杞的哪些成分具有药理作用？为什么这些成分具有这些作用？

2. 宁夏枸杞的基因组大小是多少？枸杞基因组的获得为枸杞产业健康发展提供了什么科学依据？

3. 宁夏枸杞的小分子化合物有哪些种类？宁杞 1 号果实和根皮中的小分子化学成分有哪些特异性分子成分？

4. 枸杞对骨骼肌有哪些作用？能否详细说明其作用机制？

5. 枸杞子对骨质疏松有哪些作用？能否详细说明其作用机制？

6. 枸杞子的抗衰老作用机制是什么？

7. 枸杞稳糖颗粒的主要功效是什么？

8. 杞仙解郁颗粒的主要功效是什么？

9. 枸杞的质量标准研究的主要内容及意义是什么？

第三章　枸杞功能基因组学研究现状及研究前景

全基因组测序是进行功能基因组学和遗传学研究的重要信息基础，是深入解析物种内在功能基因和调控元件的必要前提。利用全基因组测序极大地推进人类对物种系统进化、物种群体遗传结构等方面认识，为更好地保护和利用植物资源提供强大技术支撑。目前陆地植物约有39.1万种，绿藻约有8 000种，庞大植物资源其基因组大小为10 Mb~100 Gb。在植物漫长的进化中使其在大规模灭绝事件中存活下来，多倍体化是一个频繁发生的事件，并产生了大量多倍体基因组。自从2000年首个模式植物拟南芥基因组被破译以来，全球陆续已经释放了超过1 000个植物基因组的序列，覆盖了788个物种，其中，双子叶植物572种、单子叶植物110种、裸子植物13种、蕨类植物3种、石松植物4种、苔藓植物12种、轮藻纲植物7种，绿藻纲植物54种；十字花科已完成83个种的参考基因组。已发表的植物基因组大小跨度较大，中位数为575.5 Mb，最大的31 Gb。

2006年，第一个木本植物毛果杨全基因组序列公布，标志着木本植物基因组时代正式开启。随着测序技术和生物信息技术快速发展，一批高杂合、倍性复杂以及较大基因组的木本植物基因组组装陆续完成，木本植物基因组组装研究正如雨后春笋般涌现。全球木本类树木约有73 000种，目前已完成基因组有 350 多个树种，杨柳科、蔷薇科、芸香科物种相对占比较高。我国茄科类植物有 25 属，约 115 种，其中枸杞为茄科类多年生木本植物，与番茄、马铃薯、辣椒、茄子和烟草都是世界上重要的经济作物。目前完成基因组测序的茄科物种聚集在蔬菜类植物，如烟草、番茄、辣椒、马铃薯和茄子等草本植物，而木本植物的基因组报道相对较少。木本植物基因组研究，为林木类植物进化、经济性状的遗传解析和功能基因学研究奠定重要的基础，加快推动林木分子育种和遗传改良的进程。

第一节　枸杞基因组学研究

一、枸杞叶绿体基因组研究

叶绿体是绿色植物和真核藻类特有的细胞器，是光合作用以及许多其他重要生物学过程发生的场所。高等植物叶绿体基因按照其功能可大致可分成 4 类，即光合作用有关基因、叶绿体基因组转录翻译表达相关基因、其他生物合成相关基因和功能未知基因。通过二代测序，Yisilam 等首次组装了黑果枸杞（*Lycium ruthenicum*）的叶绿体基因组，该基因组长度为 154 996 bp，包含了 2 个单拷贝区域，2 个反向重复区，GC 含量为 37.9%，共预测到 111 个基因，编码了 30 个 tRNA 基因、4 个 rRNA 基因和 77 个蛋白基因。2019 年 Yang 等完成了中国枸杞（*Lycium chinense* Mill.）的叶绿体基因组，组装的长度 155 756 bp，GC 含量与黑果枸杞叶绿体类似，为 37.8%。大的单拷贝区域为 86 595 bp，小的单拷贝区域为 18 209 bp；同样包含了 2 个方向重复序列，总长 25 476 bp。该基因组编码 114 个基因，85 个编码蛋白的基因。枸杞叶绿体基因组密码的破解加速了对茄科物种的系统进化认识。

二、枸杞基因组研究

2021 年 6 月 3 日，宁夏农林科学院曹有龙研究员团队与国内外 10 家科研单位合作，在 Nature 子刊 Communications Biology 期刊上公布枸杞全基因组序列，在国际上首次利用单体植株，组装出了染色体级的高质量枸杞基因组，将“枸杞”以汉字形式在英文期刊中首次出现，利用枸杞全基因组数据库，宁夏枸杞和黑果枸杞中分别注释到了 33 581 和 32 711 个蛋白质编码基因，解决枸杞传统分类中长期没有搞清的分类与起源进化难题；绘制出长期没解析清楚的遗传图谱，精准定位到产量、果实大小、功效物含量等性状遗传位点；挖掘出枸杞黄酮、亚精胺、甜菜碱、花青素、类胡萝卜素合成等关键基因 / 基因簇；阐明了枸杞黄酮合成、类胡萝卜素代谢及亚精胺合成调控机制，揭示出枸杞果实大小及品质相关性状的遗传机理，阐明了黄酮、类胡萝卜素及亚精胺等类功效物质代谢调控网络，挖掘出一大批枸杞关键标记和功能基因，填补了目前在枸杞优异性状功能基因组学和基础遗传方面空白。该成果获得 2021 年宁夏回族自治区科技进步奖一等奖。

第二节　枸杞功能基因组学研究

功能基因组学是结构基因组完成基础上，基于基因组序列信息，利用组学技术及分子生物学技术，将基因组序列与基因功能以及表型有机联系起来，最终揭示自然界中生物系统不同水平的功能。从遗传学角度来讲，与表型相关的基因序列信息可以来自正向遗传学，通常利用表型鉴定出决定表型的基因；通过一定的手段确定基因决定的表型，即改变某个特定的基因鉴定或发现表型变化为反向遗传学研究。简单地说，正向遗传学是从表型变化研究基因变化，反向遗传学则是从基因变化研究表型变化。无论正向遗传学还是反向遗传学都是进行高效生物育种设计的必要条件。尤其正向遗传学快速发展已被广泛用于剖析林木类植物的生长、发育、产量、抗性和适应性等性状，推进了多年生木本植物的分子育种的发展。

一、枸杞重要农艺性状遗传定位研究

在现代分子育种研究中，遗传标记的开发已成为基因定位和辅助选择的关键环节。随着测序技术的发展，使得分子标记技术的开发走向商业化、实用化和便捷化。利用开发出的 SCAR 标记，鉴定出中国枸杞区分其他枸杞种；通过 16 种枸杞材料，开发出 ISSR 标记，分析了不同枸杞遗传多样性；利用 RAD-seq 开发大量 SNP 标记，基于 SNP 标记发现地方品种都与宁夏枸杞存在共同祖先；通过转录组测序从 38 922 个 unigene 中鉴定出 50 093 个 EST-SSR，该标记可用于遗传多样性评估。曹有龙课题组首次利用 SSR

和 AFLP 标记构建了总长度为 557.6 cm 枸杞遗传连锁图谱，平均距离为 3.38 cm；随后，利用基因组测序开发出标记，建立了总长为 964.03 cm 的枸杞高密度遗传图谱，并定位到枸杞光合性状和树干直径的 QTL 位点；同时又利用简化基因组测序技术，开发出 6 733 个 SNP 标记，构建总图距为 1 702.45 cm，平均图距为 0.253 cm 枸杞高密度遗传图谱，定位到了 55 个与果实和叶片相关稳定 QTL 位点；同样采用简化基因组技术开发出 3 495 个标记，建成总图距 1 649.03 cm 平均图距 0.47 cm 遗传图谱，并检测到 117 个 QTL。2021 年曹有龙课题组采用重测序技术，开发了 8 507 个高质量 SNP，并整合前期获得开发出标记，构建 12 条染色体上涵盖 1 524 个标记高密遗传图谱，总图距为 3 058.19 cm，平均图距为 0.21 cm，结合转录组数据分析，发现了 82 个基因与果实性状紧密连锁。

二、枸杞重要性状基因功能研究

枸杞中分离出乙烯反应转录因子 *LchERF*，在烟草中 *LchERF* 过表达提升了种子萌发和营养生长期的耐盐性；从枸杞中分离出 *LcMKK*，可通过激活细胞抗氧化防御系统或激发多种基因的转录水平来调节 *ROS* 稳态，从而在脱水 / 干旱应激反应中发挥调节作用；从中国枸杞叶中分离出类胡萝卜素裂解双加氧酶基因（*LcCCD*4），并发现该基因可能参与枸杞叶和花中产生芳香族类胡萝卜素积累。此外，还发现 *LcPDS*、*LcZDS* 和 *LcRTISO* 在枸杞中具有提高类胡萝卜素含量和耐盐性的潜力。利用全基因组技术，发现枸杞 *LbaR*2*R*3-*MYB* 基因分为 31 个亚组，并鉴定到 *Lba*11*g*0183 和 *Lba*02*g*01219 是调节枸杞类胡萝卜素生物合成的关键候选基因；同样还发现了 *LbaBBX*2 和 *LbaBBX*4 可能在玉米黄质和花药花素生物合成的调控中起关键作用。基于转录组数据，从枸杞中分离出 *MYB* 转录因子的 *LrAN*2 和 *LbAN*2，两基因存在 2 个氨基酸差异，*LrAN*2 和 *LbAN*2 的过表达诱导了烟草所有组织中的花青素生物合成，且前者转基因植株叶片中的花青素含量高于后者。此外，发现枸杞中*LbAMT*3-1的过表达促进宿主植物对磷和氮的吸收，增加定植强度和丛枝丰度；脱落酸可以激活枸杞*LrMYB*1诱导盐胁迫下的花青素生物合成。

三、枸杞果实代谢物相关基因功能研究

在过去了几十年，代谢组学研究取得了巨大进展，研究者已经提出了各种代谢组分析方案，建立了可靠的样品制备和质谱分析计算方法，尤其计算机学科融入使得高精度大规模代谢物数据提取迈开了关键一步。据估计，植物界的物种总共合成了106种代谢物。研究者也对分离注释到植物代谢物有着深刻的了解，但其结构变化复杂性仍然对代谢物的分离和注释具有挑战性。2018年，曹有龙团队与海南大学罗杰教授合作，建成种类和数量最多枸杞代谢物数据库（1 032种）。近年来，枸杞代谢组学研究刚刚起步。利用HPLC方法检测到枸杞成熟果中主要以葡萄糖和果糖积累为主，柠檬酸和酒石酸是积累的主要有机酸。随后，利用UPLC-ELSD分析方法实现枸杞果实甜度快速检测，采用NMR、LC-MS/MS和GC-FID /MS联合方法，检测到枸杞中90多种代谢产物，包括糖、氨基酸、脂肪酸、胆碱等代谢产物，其中一些代谢物存在显著差异；在黑果枸杞中高水平积累飞燕草色素衍生的花青素，而宁夏枸杞果实高水平积累类胡萝卜素，且发现果实中花青素生物合成差异与*F35H/F3H*基因的转录相关；在黑果枸杞中的*LbCCD*4基因高表达造成果实胡萝卜素持续降解，最终导致黑果枸杞中无法检测到类胡萝卜素。课题组利用307份枸杞种质资源基因组学和代谢组学研究，挖掘出控制枸杞类黄酮、花青素和生物碱等活性合成关键转录因子，并解析这些物质形成的调控网络。

第三节　枸杞功能基因组学研究前景

一、枸杞泛基因组学研究前景

2005 年由 Tettelin 等提出泛基因组的概念以来，几十年来，水稻、玉米、小麦、大豆、棉花、高粱、番茄等十余种植物中的泛基因组被完成。正是由于遗传物质的交换、重组和变异缘故，物种个体都可能有其独特的遗传信息，所以单一参考基因组无法代表一个物种的遗传多样性。借助泛基因组，可以鉴定到单一基因组无法捕捉到的基因位点，随着基因测序技术的技术快速发展，泛基因组已突破传统单个参考基因组的局限性，加深对物种基因组进化、驯化和功能等方面的了解。目前，泛基因组已被广泛应用到遗传学和育种学中，其中基于 T-2-T 基因组骨架的图形泛基因组，可能是未来进行遗传育种研究的理想选择之一。图形化泛基因组已被证明在番茄中可以挽救部分“消失的遗传力”，作为参考序列已发挥出巨大的潜力。植物进化过程中通常伴随有多轮的基因组复制及分离现象，基因串联复制、转座、缺失、重排和跨群体重组时常会引起植物基因组变异，这些变异与表型多样性、环境适应性和选择驯化或遗传改良密切相关。利用泛基因组开发出存在 / 缺失变异（PAV）和结构变异（SV）可以提高挖掘控制作物农艺性状的关键基因。例如，西红柿驯化过程中与风味相关的基因丢失，利用泛基因组研究在小麦、甘蓝型油菜和番茄等植物中都观察到了抗病基因 PAV。此外，泛基因组在植物进化机制认识方面发挥重要作用，如在草莓和油菜亚基因组之间观察到显性亚基因组承载着更大比例的核心基因；芸薹属植物经历了一个全基因组三倍化事件后的分化，产生了 3 个亚基因组；大约在 7 000 万年前芝麻经历了基因组多倍化（WGD）。总之，泛基因组在提高作物育种效率方面具有巨大的潜力。随着基因测序技术快速发展，泛基因组学解决了复杂植物基因组所带来的挑战，有助于更多的野生资源优良基因被发现并应用到育种中，支撑了分子设计育种的快速发展。

相比模式植物而言，枸杞的基因组学研究较为滞后，一方面枸杞的基因组较大，另一方面枸杞属于高杂合的多年生木本植物。宁夏农林科学院曹有龙团队利用单体枸杞解决了高度杂合的问题，组装出染色体水平枸杞全基因组，建成第一个基因组数据库。该数据库为枸杞基础研究和应用研究提供可靠数据信息，同时为进一步开发分子标记、挖掘重要功能基因和解析生长发育机制等分子生物学研究提供重要基础和依据，为枸杞提供更强大的育种指导系统。

单倍体的参考基因组尽管使得基因组分析变得简单化，但是不能真正反映个体的基因组组成。目前大多数高度杂合的二倍体或者多倍体物种的基因组为嵌合基因组，忽略了单倍型之间的大量的重复序列、SNP 和结构变异。这时，单倍型的精确组装和定相非常重要，因为等位基因的特异性分析对杂种优势解析和基因克隆至关重要。目前，多倍体和高杂合度的植物基因组组装仍是一个挑战，随着测序成本和技术进一步优化，以高通量测序技术为基础的各种组学研究广泛应用于木本植物的结构基因组和功能基因组学领域。组装出高质量的参考基因组，可以加快枸杞功能基因组学的深入。

二、枸杞功能基因组学研究前景

枸杞是我国重要药食两用植物资源。目前药用植物功能基因组学研究重点集中在活性成分、生长发育调控和抗胁迫耐受性等领域研究，以此来提高药用植物的开发利用价值性。对于功能基因而言，它们大多数以基因家族的形式存在，大多数同属一个家族的基因，尽管随着时空的变迁呈现出多样性分化，但其表达仍存在一定关联性，并与其他基因家族形成共表达网络。近年来，药用植物的功能基因组学发展较快，结构基因与功能基因相互渗透，参与了植物生长、发育、进化等生物功能调控。目前枸杞功能基因组研究还面临着众多的挑战。枸杞基因组上大量基因功能尚未被注释，精细功能基因组研究尚未完全开展；多数已知功能基因研究还处于基因分离阶段，并且过度依赖于生物信息学预测，缺乏直接实验证据；对于功能基因组仍处于以宁夏枸杞为主的单一研究，还需要进行大规模的基因功能分析。因此，人们对药用植物基因组和功能基因的研究和认知依然十分有限，对其研究任重而道远。

三、枸杞代谢组学研究前景

代谢组学以代谢物为标志，被认为是最接近生物表型的组学。植物多种代谢物相互关联，形成一个错综复杂调控网络。目前基因组、转录组、蛋白组、表观组、表型组、微生物组、离子组和代谢组等不同水平的组学进行整合、相互验证、相互补充，有助于全面深入地研究植物代谢在合成、调控和进化过程中各种变异等。随着新一代测序技术的进步和基因组组装技术多元化，已开启了富含代谢物多样性的非模式植物的基因组时代，基于基因组学与代谢学，快速解析基因功能和注释代谢物，进而挖掘出植物中天然化合物。此外，植物代谢物是植物生长和发育所必需的，每个物种都有自己独特的新陈代谢网络来产生特定的代谢物，这些植物代谢物有助于研究特定物种特有的活性代谢物的积累，可作为区分不同植物和食物品种的生物标志物。

在未来，代谢组学能够多层次辅助功能基因组学已成为基因组学研究的重要发展方向之一。如利用一些重要枸杞遗传资源与代谢产物相关的位点，发现用于检测与生物合成途径相关的多基因区域和基因；代谢组与功能基因组学相结合挖掘天然变体，还可以用来预测和注释其他代谢物和基因。随着枸杞生态进化研究不断清晰，枸杞系统发育与代谢物多样性关联，再结合基因组学与代谢组学相，也可以更好地鉴定与特定代谢相关的基因和未知代谢中间体；将共表达分析、整合组学、基因组学和比较基因组学相结合的方式，为解决代谢组学鉴定一些未知质量特征的结构提供了一条有效途径。

思考练习题：

1. 枸杞基因组学研究的重要性是什么?

2. 枸杞叶绿体基因组研究的主要内容和成果是什么?

3. 枸杞基因组研究的主要方法是什么?

4. 功能基因组学是什么? 它与遗传学的什么角度相关?

5. 枸杞遗传定位研究中，遗传标记的开发有哪些方法? 利用哪些标记进行分析?

6. 枸杞果实代谢物相关基因功能研究中，有哪些代谢产物被检测到? 枸杞中哪些代谢物存在显著差异?

7. 简述泛基因组的概念和应用，并说明其在植物育种和进化研究中的作用。

8. 说明枸杞功能基因组学研究所面临的挑战，并阐述代谢组学在该领域中的应用前景。

9. 介绍枸杞基因组组装的技术挑战和现状，并探讨组装出高质量的参考基因组在枸杞功能基因组学研究中的重要性。

第四章　枸杞果实胚胎发育研究

枸杞科学研究开始于20世纪60年代，基本围绕着应用性研究，主要解决枸杞的栽培、品种和病虫害防治等基础性课题。深层次的科学研究，开始于20世纪80年代。

第一节　枸杞孢子发生和配子体发育研究

在20世纪80年代以前，科技工作者对宁夏枸杞果实发育密切相关的胚胎学工作缺少系统研究。1983—1984年，宁夏农学院科研人员对宁夏园林试验场枸杞的大、小孢子发生和雌、雄配子体的发育过程进行了研究。

一、小孢子发生

在绒毡层发育的同时，次生造孢组织很少分裂，直接发育为小孢子母细胞，小孢子母细胞的减数第1次分裂并不伴随着细胞壁的形成，所产生的2个子核接着进行减数第2次分裂，形成4个子核后，在核之间同时产生细胞壁，构成一个四面体形的四分体。之后，4个细胞分离，成为游离的小孢子。一般在同一药室中减数分裂过程同步进行。减数第2次分裂过程中，2个纺锤体轴互相垂直，但有时这种排列方式也可能发生改变。因此，除绝大部分四分体为四面体形外，偶尔也可看到左右对称、十字交叉形的四分体。

二、大孢子发生

由孢原细胞直接发育而来的大孢子母细胞减数第1次分裂后即产生壁，形成二分体，减数第2次分裂的结果是形成线型四分体，之后，随着胚珠的发育，四分体中合点端的一个大孢子发育为功能大孢子，珠孔端的3个大孢子很快退化。二分体的2个细胞的减数第2次分裂常不同步，这是否与合点端形成功能大孢子有关，值得进一步观察。

三、雄配子体发育

从四分体释放出的幼期小孢子，核大，位于中央，核内物质染色较浅，随着液泡的出现，小孢子核移到边缘。小孢子第1次有丝分裂的纺锤体轴与壁垂直，产生一个营养细胞和一个生殖细胞，这时可以看到小的生殖细胞具有一圈很薄的细胞质，但随着生殖细胞移进营养细胞后，它的细胞质就难以分辨了。花粉粒以这种二胞状态一直保持到开花期。用压片法观察成熟花粉粒时，可看到其内含物中含有一个营养核和一个生殖细胞的核，在其外壁上具有许多条纹状纹饰。成熟花粉粒具有3条沟，每沟中部含一孔，因此宁夏枸杞花粉萌发孔为三孔沟结构。

四、雌配子体发育

功能大孢子的初期，细胞质较多，核位于中央。以后，随着细胞体积的增加，内部液泡的出现，核逐渐移到边缘。在此期间，在大孢子体积增加的同时，一层珠心表皮细胞被撑散、消失。大孢子第1次有丝分裂产生的2个子核移到胚囊两端，形成二核胚囊。二核胚囊的分裂结果是在胚囊珠孔端和合点端各形成2个核，构成四核胚囊。由于四核胚囊体积增大，占据了原来珠心的位置，紧贴着珠被内表皮，这时，珠被内表皮细胞排列整齐，核稍大，质较浓厚，逐渐发育为珠被绒毡层。在两端的四个核完成第3次分裂，形成八核胚囊后，胚囊开始出现形态和功能分化；合点端和珠孔端各有一个核移向胚囊中部，发育为两个极核。合点端其他 3 个核分化成 3 个反足细胞，珠孔端的 3 个核分别分化为两个助细胞和一个卵细胞。

第二节　枸杞成分的科学研究

一、枸杞氨基酸研究

1987年，宁夏分析测试中心和宁夏卫生学的科研人员合作，共同开展了对银川市郊区芦花台园艺场和中宁县出产的枸杞果实和叶子中氨基酸的研究。

结果发现，枸杞子和枸杞叶中含有人体必需的8种氨基酸，枸杞叶的氨基酸总量一般比枸杞果实中高，但枸杞果实中游离氨基酸占氨基酸总量的一半以上，有利于人体直接吸收，从而提高了枸杞的滋补作用。在所含的氨基酸中，以天冬氨酸、谷氨酸、丙氨酸和脯氨酸的含量较高，而且多数处于游离状态。

二、枸杞常量元素钾、钠、钙、镁测定研究

钾、钠、钙和镁是植物必需的常量元素。1989年，宁夏分析测试中心的科研人员采用火焰原子吸收光谱法对枸杞子中钾、钠、钙、镁等常量元素进行了测定。

结果表明，随着生长成熟期的到来，宁夏枸杞果实中各常量元素的含量呈降低趋势。

该研究对枸杞生长规律、质量和药用价值等方面具有重要参考价值。

三、枸杞维生素E含量分析研究

1992年，宁夏医学院的科研人员采用高压液相色谱法对宁夏枸杞维生

素 E 的含量进行了分析。

结果表明，枸杞干果、鲜果、鲜叶和籽中维生素 E 的含量分别为 10.303~11.157 mg/100 g、1.040~1.084 mg/100 g、11.599~11.717 mg/100 g 和 4.843~7.824 mg/100 g。

该分析为完善枸杞的营养成分数据以及对枸杞抗衰老和增强免疫功能的有效成分的进一步研究提供了依据。

四、枸杞浓缩汁维生素 C 含量测定法

在食品行业中，测定维生素 C 的含量，通常采用 2，6- 二氯酚靛酚法，此法虽然测定结果精确性高，但是对有颜色的食品滴定终点不易判断，会造成测定误差。而其他方法，如荧光分光光度法、二硝基苯肼比色法等操作复杂且需要特殊设备。1994 年，第四军医大学的科研人员以碘量法为原理，针对枸杞子浓缩汁颜色较深的特点，测定该种液汁所含维生素 C 含量。

结果表明，测定 4 种不同枸杞子浓缩汁的维生素 C 含量，结果为 91.7%~100.2%，精密度为 1.3%。

五、枸杞类胡萝卜素含量分析

类胡萝卜素在清除氧自由基、提高免疫功能及抑癌方面具有重要作用。科研人员在对宁夏枸杞化学成分的研究中，发现类胡萝卜素含量较高，几乎是所有食品中含量最高的。

1996 年，宁夏医学院的科研人员采用分光光度法分析了宁夏枸杞不同品种，即宁杞 1 号、宁杞 2 号和市售枸杞中类胡萝卜素的含量。对枸杞原汁及两种枸杞饮品中胡萝卜素的含量也进行了分析。

结果表明，枸杞果中的主要色素有胡萝卜素、隐黄质、玉米黄质、酸浆果红素，其中胡萝卜素作为维生素 A 的植物性来源而受到重视。

研究表明，胡萝卜素还是一种解毒剂和免疫激活剂，它能刺激人外周血白细胞分泌一种或多种能在体外对抗人类肿瘤细胞的细胞毒活性的细胞因子，尤为重要的是发现与胡萝卜素具有相似的化学结构，但不具有维生素 A 原活性的类胡萝卜素，同样可以显著提高 T 淋巴细胞和 B 淋巴细胞的增殖，增加白细胞介素 –2（IL–2）受体表达的程度，使肿瘤坏死因子的数量增加，提高 NK 细胞、细胞毒性 T 淋巴细胞、巨噬细胞杀死肿瘤细胞的活性；类胡萝卜素能使活性分子单线态氧和自由基丧失活性，还能避免脂质的氧化并且降低抑制免疫过氧化物的产生，其意义远远超出了仅作为维生素 A 原物质的功能 。

六、枸杞黄色素性能的研究

随着科学技术的发展和生活水平的提高，人们对食用色素的安全性、可靠性提出了越来越高的要求。因此，开发着色力强、色调鲜艳、柔和、安全无毒，又具有营养作用的天然食用色素的新方法、新途径和新产品，已经成为国内外研究的重要课题。

1996 年，甘肃工业大学的科研人员对枸杞黄色素制取的理论依据及性质进行了探讨，并对所制取的色素样品的光谱性、溶解性、热稳定性、光稳定性及色阶进行了测试研究。

结果表明，该色素着色力较强，对光、热和酸碱等的稳定性良好，安全性高，是一种有前途的食品添加剂新品种。

七、枸杞牛磺酸检测研究

牛磺酸（氨基乙磺酸）是婴幼儿生长发育过程中的必需氨基酸，它在动物体内含量较高而在大多数植物中却未发现。

1997 年，华中农业大学科研所人员对枸杞中的牛磺酸进行了研究，结果表明，枸杞中的牛磺酸浓度在 0.1~1.0 mmol/L 范围内可被定量测定，回收率可达 100.31% ± 1.98%，变异系数（*CV*）为 1.94%。证明枸杞中牛磺酸（氨基乙磺酸）的含量比较丰富。

第三节　枸杞基础药理学研究

一、枸杞临床研究概述

20 世纪 80 年代开始，宁夏科委组织了枸杞综合开发利用攻关组，分专题对宁夏枸杞进行了全面系统的研究。宁夏医学院的科研人员开展了对宁夏枸杞的临床研究。

结果发现，宁夏枸杞具有促进子宫增重、升高白细胞、对抗血压、降低血糖、保护肝脏、提高免疫力、抗癌、抗衰老等特殊功效。

二、枸杞煎剂对家兔离体子宫的影响研究

1985 年，宁夏医学院和宁夏卫生学校的科研人员合作研究了宁夏枸杞煎剂对家兔离体子宫的影响。他们通过对 11 只家兔离体子宫实验，检测了宁夏枸杞果两种不同稀释度的浓煎液对子宫自动节律收缩运动的影响。结果表明，应用稀释 50 倍的 W 液前后，子宫角的收缩运动频率平均增加了 19.58 次 /10 min，$P<0.02$；张力平均增强了 7.14 mm，$P<0.05$；收缩运动强度（以幅度表示）平均增大 2.17 mm，$P>0.05$，$P<0.1$。

此外，在 3 次实验中，用药前子宫角自动节律收缩波不明显，加药后即明显表现出来。

以上检测结果提示，枸杞煎液具有兴奋子宫和促进子宫自动收缩运动的作用。

三、宁夏枸杞叶蛋白抗脂肪分解活性作用的测定研究

20 世纪 80 年代，宁夏化工研究所和上海医科大学药学院的科研人员合作，以宁夏枸杞的干叶为材料，研究宁夏枸杞叶蛋白对抗脂肪分解的活性作用。

结果表明，枸杞干叶有抑制脂肪分解的作用。这为开展枸杞叶蛋白防治糖尿病的研究打下了坚实的基础。

四、枸杞多糖对小鼠骨髓造血干细胞、粒单系祖细胞增殖分化的影响研究

1991 年，军事医学科学院毒物药物研究所的科研人员研究了枸杞多糖对小鼠骨髓造血干细胞、粒单系祖细胞增殖分化的影响。

结果表明，枸杞多糖可促进正常小鼠骨髓造血干细胞（CFU–S）的增殖，明显增加骨髓粒单系祖细胞（CFU–GM）数量，促进 CFU–GM 向粒系分化。

五、枸杞多糖抗细菌感染机理研究

一般在机体抗细菌感染过程中，主要是通过药物直接杀伤病原体，或通过提高机体的免疫功能来抵抗病原体的侵袭。

20 世纪 90 年代，宁夏医学院的科研人员对枸杞多糖抗细菌感染（大肠杆菌感染小鼠）的机理进行了研究。

结果表明，LBP 能加强小鼠脾脏对细菌的清除能力，增加抗菌抗体的滴度，提高小鼠被侵袭性大肠杆菌感染后 48 h 内存活率，LBP 对小鼠红细胞免疫功能无明显的作用，LBP 的体外抑菌试验为阴性；LBP 无直接的抑菌或杀菌作用，而是通过提高机体的免疫功能来抵抗细菌的感染。

六、枸杞多糖对高温损伤小鼠睾丸曲细精管影响的电镜观察研究

高温对精子产生有强烈而迅速的干扰作用，使精子出现严重障碍，致使男性不育，而宁夏枸杞具有强身壮阳的功效。

1994 年，宁夏医学院的科研人员为研究枸杞多糖对小鼠睾丸生精细胞

的作用，采取热吹风器对小鼠双侧睾丸透热（B 组），另取正常不透热小鼠为空白对照（A 组）蒸馏水灌胃对照（C 组）和透热后灌服枸杞多糖（D 组），进行实验观察，待 B、C、D 各组于透热结束后，即刻、3 d、7 d（1 周）、14 d（2 周）、35 d（5 周）处死动物，取双侧睾丸，常规作光镜和电镜观察。

结果表明，B 组各期生精细胞进行性受损，属肿胀溶解性细胞变性坏死过程，D 组则在 1 周时受损部位和程度未见进行性加重，5 周时基本恢复正常，提示枸杞多糖有明显的抗高温、保护生精细胞作用。

七、枸杞在保护大鼠视网膜光损伤中作用研究

视网膜是光的感受器官，近年来的研究结果表明，感光细胞非常容易受到环境光或人工光源的损伤，重复的光照射，即使强度低，对视网膜也可产生损伤，即光的蓄积作用。

1995 年，中国科研人员与外国科研人员合作研究了枸杞在保护大鼠视网膜光损伤中的作用。

用荧光灯作为光源，照射大鼠视网膜，建立光损伤动物模型。对照组大鼠视网膜光镜下见锥体、杆体细胞层破坏严重，外核层紊乱，细胞核数目明显减少。电镜下，外节破坏溶解、空泡形成，内节肿胀，视网膜色素上皮（RPE）坏死；口服枸杞的治疗组则表现为锥体、杆体细胞层轻度破坏，外核层排列较整齐，细胞数目接近正常。

结果表明，枸杞对大鼠视网膜锥体、杆体层外核层和 RPE 有明显的保护作用。

八、枸杞多糖对大鼠动脉血压和心脏收缩活动影响研究

1995 年，宁夏医学院科研人员研究了枸杞多糖对大鼠动脉血压和心脏收缩活动的影响。

采用静脉注射法给予大鼠枸杞多糖，可致大鼠动脉血压明显降低；

给药前动脉血压为（12.50 ± 0.38）kPa［（93.84 ± 2.83）mmHg］，给

药后血压降至（9.34 ± 0.35）kPa［（70.03 ± 2.59）mmHg］（P<0.001），切断迷走神经前、后给药引起的降压反应无显著性差异；心脏收缩幅度给药前为（11.53 ± 0.42）mm，给药后为（10.81 ± 0.63）mm（P<0.05）。

结果提示，枸杞多糖具有较强的降压效应，并对心脏收缩活动有一定的抑制作用。

九、宁夏枸杞对家兔免疫损伤性动脉粥样硬化模型的影响研究

20 世纪 90 年代，宁夏医学院的科研人员研究了宁夏枸杞对家兔免疫损伤性动脉粥样硬化模型的影响。

实验选用家兔 30 只分 3 组、每组 10 只，空白对照 A 组、常规动脉粥样硬化造模 B 组、造模加枸杞并注射小牛血清白蛋白 C 组。于实验前后两次股动脉抽血测胆固醇、40 d 结束。用方格纸测量主动脉形成的硬化斑块面积，并于主动脉弓处取材进行光镜和电镜测查。结果 B 组和 C 组出现动脉粥样硬化斑、内膜下脂肪浸润、有大量的泡沫细胞、中膜增厚、内皮细胞胞浆水肿、电子密度降低、内质网扩张、线粒体肿胀。B 和 C 组硬化斑面积分别为（0.109 2 ± 0.012 1）mm^2、（0.216 3 ± 0.019 4）mm^2，胆固醇由（110.30 ± 11.23）mmol/L 上升至（489.59 ± 28.23）mmol/L，统计学处理 P<0.001。

结果表明，枸杞在高血脂及合并免疫损伤条件下可以促进动脉硬化斑的形成，为中医辨证施治用药提供了可信的依据。

十、枸杞绞股茶降糖降脂作用的临床研究

1995 年，安徽中医院附属医院与安徽中医院科研人员对枸杞绞股茶降糖降脂的临床作用做了研究。

观察对象：选择 2 型糖尿病合并高脂血症 20 名，男女各 10 名，年龄均为 45~65 岁，血糖血脂均超过正常值，血糖大于 110 mg/dl，甘油三酯大于 150 mg/dl。

观察方法与指标：患者服用枸杞绞股茶前，均测定血脂四项（TC、TG、HDL-c、LDL-c）、空腹血糖、血液黏度和体外血栓形成等指标，服用期间停服中西医降血降脂药。每天上、下午各用 10 g，开水泡茶饮，1 个月后复查以上各项指标，最后对照观察。

结果发现，20 名患者服用枸杞绞股茶 1 个月后，血糖平均下降 16%，血清总胆固醇（TC）平均下降 15%，但前后比较均无显著差异。血清甘油三酯平均下降 30%，服用枸杞绞股茶后有显著差异（$P<0.05$）。患者服用枸杞绞股茶 1 个月后对血液黏度、体外血栓形成时间、形成长度和重量有较明显降低作用（$P<0.05$）。患者主观症状：头昏、肢体沉重、疲乏懒言、记忆减退等均有明显好转。结果表明，该产品具有一定的降糖、降脂功效。

第四节　枸杞免疫学研究

一、枸杞粗提物对小鼠T淋巴细胞的免疫增加作用研究

1987年，宁夏药物研究所与军事医学科学院毒物药物研究所的科研人员合作研究了枸杞粗提物（简称LBP）对小鼠T淋巴细胞的免疫作用。

方法：采用T淋巴细胞非特异性酯酶活性（ANAE）染色测定的方法。结果表明，LBP（5~50）mg/（kg·d）×7 d，ip，能显著增加正常小鼠的体重和提高外周血T淋巴细胞百分数；LBP 5 mg/kg和10 mg/kg对胸腺重量无明显影响，增加剂量到25~50 mg/kg可使胸腺重量降低；LBP 50~200 mg/kg增强3H–TdR掺入胸腺细胞的数量，在5~100 mg/kg时，又可增ConA诱导的淋巴细胞增殖反应；在ConA一般浓度（5~40 μg/mL）时，LBP 25 mg/kg、50 mg/kg和100 mg/kg对胸腺淋巴细胞增殖均有增强作用；在高浓度ConA60 μg/ml时，大剂量LBP比低剂量对胸腺淋巴细胞增殖反应具有更强的作用。

这些结果说明，在适宜剂量范围，LBP可以增强T淋巴细胞的增殖和作为一种免疫增强剂。发现在适宜剂量范围，LBP可以增强T淋巴细胞的增殖和作为一种免疫增强剂。

二、枸杞多糖对小鼠腹腔巨噬细胞C3b和Fc受体的影响研究

1990年，宁夏医学院科研人员研究了枸杞多糖对小鼠腹腔巨噬细胞C3b和Fc受体的影响。

方法：采用了 YC 花环和 EA 花环的试验方法。

结果表明，发现枸杞多糖能增加巨噬细胞 C3b 和 Fc 受体的数量和活性，并可减弱醋酸氢化可的松对巨噬细胞 C3b 和 Fc 受体的抑制作用。

初步认为枸杞多糖不仅是免疫增强剂，而且有免疫调节作用。

三、枸杞多糖对正常小鼠红系造血及集落刺激因子的影响研究

1993 年，军事医学科学院毒物药物研究所科研人员以腹腔注射枸杞多糖（LBP）10 mg/（kg·d），连续 3 d 的方式，对正常小鼠进行实验，研究了枸杞多糖对正常小鼠红系造血及集落刺激因子的影响。

采用了微量甲基纤维素法测定骨髓红系祖细胞和 CFR–GM 法测定集落刺激活性，得出了小鼠骨髓中爆式红系集落形成单位（BFU–E）和红素集落形成单位（CFU–E）的变化，BFU–E、CFU–E 分别上升到对照值的 342% 和 192%，外周血网织红细胞比例于给药后第 6 d 上升到对照值的 218%，LBP 注射后还可促进小鼠脾脏 T 淋巴细胞分泌集落刺激因子，提高小鼠血清集落刺激活性水平；在体外培养体系中，LBP 对粒 – 单系祖细胞无直接刺激作用，但可加强集落刺激因子（CSF）的集落刺激活性。

四、枸杞对铅免疫毒性影响的研究

1993 年，宁夏医学院科研人员研究枸杞子对化学物免疫毒性的影响。

方法；用 T 淋巴细胞非特异性酯酶活性（ANAE）染色测定的方法，观察了枸杞子对铅免疫毒性的拮抗作用。

观察结果表明，枸杞子对铅的免疫毒性有明显的拮抗作用。

五、枸杞胎盘液对小鼠机能的影响

1995 年，宁夏医学院中医系与宁夏医学院附属医院的科研人员合作研究了枸杞胎盘液对小鼠机能的影响。以枸杞胎盘液给小鼠灌胃，测定小鼠血清免疫球蛋白的含量并观察其缺氧及游泳耐力。

结果显示，实验组小鼠血清中 1gG、IgA 和 IgM 的含量显著地高于对

照组（$P<0.01$）。

实验组IgG，IgA和IgM含量分别为（7 388 ± 3 184）mg/L、（1 793 ± 259）mg/L和（2 571 ± 888）mg/L；对照组IgG、IgA和lgM分别为（5 415 ± 1 646）mg/L、（1 596 ± 329）mg/L和（2 039 ± 770）mg/L。抗缺氧及游泳耐力时间实验组也较对照组明显增长（$P<0.01$）。

结果表明，枸杞胎盘液能使机体的体力增强，应激能力提高。

六、枸杞对IL–2产生和IL–2受体（α，β）表达的调节研究

1995年，北京医科大学、山东大学、中国科学院动物研究所计划生育生殖生物国家重点实验室的科研人员合作，研究了枸杞对IL–2产生和IL–2受体（α，β）表达的调节。

方法：采用了APAAP酶标法和荧光标记结合FACS检测的方法。

结果表明，枸杞对于PHA活化的淋巴细胞的IL–2具有明显的促进作用（$p<0.05$）；APAAP和FACS检测表明，枸杞对经PHA活化的淋巴细胞的IL–2受体α和β的表达也有明显的促进作用；在对FACS分析的同时表明，枸杞不仅使高表达IL–2R（α，β）的细胞数量增加，同时也促进了细胞表面的IL–2R（α，β）表达量的增加。

综上所述，在枸杞的作用下，YT细胞的IL–2R（α，β）的表达都有所增加，提示枸杞对IL–2受体的表达有直接的调节作用。

七、枸杞多糖对细胞膜流动性及蛋白激酶C的体外效应研究

1997年，北京医科大学科研人员研究了枸杞多糖（LBP）体外免疫调节效应的作用机制。

方法：以DPH作为荧光探剂，采用荧光偏振法观察LBP对兔红细胞膜流动性的影响。并以32P–组蛋白内掺入的放射性强度检测法，观察LBP对淋巴细胞胞膜和胞浆蛋白激酶C（PKC）活性的影响。

结果表明，100 mg/L LBP可明显促进兔红细胞细胞膜的流动性，并能

增强 10 mg/L 和 25 mg/ConA 对膜流动性的促进作用。同时 100 mg/L LBP 尚可增加 ConA 活化后的小鼠脾淋巴细胞膜上的 PKC 的活性，但对胞浆 PKC 的活性无影响。

结论：LBP 的体外作用途径可能是作用于细胞膜，通过促进细胞膜的流动性及促进 ConA 活化的小鼠脾淋巴细胞胞浆内 PKC 从胞浆到胞膜的激活移位而发挥免疫调节效应的。

八、枸杞多糖对小鼠胸腺细胞程序化死亡的影响研究

1997 年北京医科大学与中国预防医学科学院科研人员合作研究了枸杞多糖对小鼠胸腺细胞程序化死亡的影响。

采用电镜、NDA 琼脂糖电泳和 FACS 分析的方法，以枸杞多糖（LBP）对小鼠胸腺细胞凋亡的效应进行了研究。

结果表明，100 μg/ml 和 400 μg/ml 的 LBP 可明显抑制小鼠胸腺细胞培养 7 h 和 24 h 自发出现的细胞凋亡（apoptosis），而对 7~10 mo/L 地塞米松诱导的细胞凋亡则没有影响。说明 LBP 具有抑制小鼠胸腺细胞自发凋亡的作用，显示出枸杞多糖具有一种新的免疫调节效应。

第五节　枸杞抗衰老研究

一、枸杞及其多糖对果蝇和小鼠寿命的影响研究

1990年，宁夏医学院科研人员研究了枸杞及其多糖对果蝇和小鼠寿命的影响。

方法：用平均寿命和最高寿命两个指标，观察了不同剂量的枸杞不同月龄的小鼠寿命以及不同剂量的枸杞及其多糖对果蝇寿命的影响。

结果表明，一定剂量的枸杞或枸杞多糖能分别显著地提高小鼠和果蝇的平均寿命，但对两种动物的最高寿命均无明显影响，说明枸杞及其多糖具有一定的抗（延缓）衰老作用。

二、枸杞和枸杞多糖抗衰延寿的功效研究

1992年，宁夏医学院科研人员研究了枸杞及枸杞多糖抗衰延寿功效。

方法：对服用枸杞的老年人及喂饲枸杞的实验动物（小鼠和果蝇）测定了平均寿命及其他能反应免疫学、生理、生化学和遗传学技能状态的指标18项。

结果表明，枸杞能提高或显著性提高和改善老年人的上述指标中的多项指标，向年轻化方向逆转；枸杞和枸杞多糖能显著地延长果蝇或非显著地延长小鼠的平均寿命，但对二者的最高寿命均无影响。

三、枸杞提取液抗衰老作用的实验研究

1992年，首都医学院科研人员采用体外实验、动物实验和人体实验的方法，研究了枸杞提取液的抗衰老作用。

结果表明，枸杞提取液在试管内有明显抑制小鼠肝匀浆过氧化脂质

（LPO）的生成作用，并呈剂量反应关系。

小鼠体内实验，证实枸杞提取液可明显抑制肝 LPO 生成，并使血中谷胱甘肽过氧化物酶（GSH–Px）活力和红细胞超氧化物歧化酶（SOD）活力增高；

人体试验显示，枸杞提取液可明显抑制血清 LPO 生成，使血中 GSH–Px 活力增高，但红细胞 SOD 活力未见升高。

提示：枸杞提取液具有抗衰老作用。

四、枸杞和骨碎补对人牙龈成纤维细胞体外寿命的影响研究

1993 年，第四军医大学口腔医院科研人员研究了枸杞和骨碎补对人牙龈成纤维细胞体外寿命的影响。

方法：以人体二倍体牙龈成纤维细胞为体外寿命实验模型，观察了枸杞和骨碎补的抗衰老作用。用 1.25 mg/ml 的枸杞和骨碎补溶液，均能使细胞附着率增加，铺展过程加快，群体倍增时间缩短，生长饱和密度增大，分裂代数增加 18.8% 和 20.0%；其寿命延长 41.2% 和 38.1%。

结果表明，枸杞和骨碎补对体外培养的牙龈成纤维细胞有较明显的延寿作用。

五、参杞口服液的抗衰老作用研究

1996 年，第二军医大学科研人员为证实人参与枸杞联合应用的药用价值，研究了参杞口服液的抗衰老作用。

方法：以服用参杞口服液的雄性 ICR 小鼠和果蝇为实验对象，进行了实验研究和临床观察。

结果表明，参杞口服液具有抗缺氧、抗疲劳、延长果蝇寿命、提高性活力、保护红细胞变形能力、阻止红细胞老化等作用。临床观察结果显示，该剂可明显改善睡眠、增进食欲、降低血压、提高免疫球蛋白和补体含量，并有降血脂等作用。

结果提示：参杞口服液有抗衰老作用。

思考练习题：

1. 宁夏农学院的科研人员对宁夏园林试验场的枸杞进行了哪些研究？

2. 宁夏枸杞花粉萌发孔为什么结构？

3. 大孢子发生的减数分裂过程中，二分体的两个细胞的减数第二次分裂是否同步？这是否与合点端形成功能大孢子有关？

4. 枸杞中含有哪些人体必需的氨基酸？枸杞果实和叶子中的氨基酸总量有何不同？游离氨基酸对人体有何好处？

5. 枸杞中的常量元素钾、钠、钙、镁的含量是否随着生长成熟期的到来而发生变化？

6. 枸杞中的类胡萝卜素对人体有何重要作用？类胡萝卜素含量较高的原因是什么？

7. 请简述宁夏枸杞的临床研究发现了哪些特殊功效？

8. 枸杞煎剂对家兔离体子宫的影响研究的结果是什么？

9. 枸杞多糖可促进正常小鼠骨髓造血干细胞（CFU-S）的增殖，明显增加骨髓粒单系祖细胞（CFU-GM）数量，促进 CFU-GM 向粒系分化，请问这项研究的结果说明了什么？

10. 枸杞粗提物对小鼠 T 淋巴细胞有何免疫作用？

11. 枸杞胎盘液对小鼠机能的影响有哪些？

12. 枸杞多糖具有哪些免疫调节效应？

13. 什么是枸杞及其多糖的抗衰老作用？它们能否提高动物的最高寿命？

14. 枸杞提取液具有什么样的抗衰老作用？是通过什么机制实现的？

15. 参杞口服液具有哪些抗衰老作用？

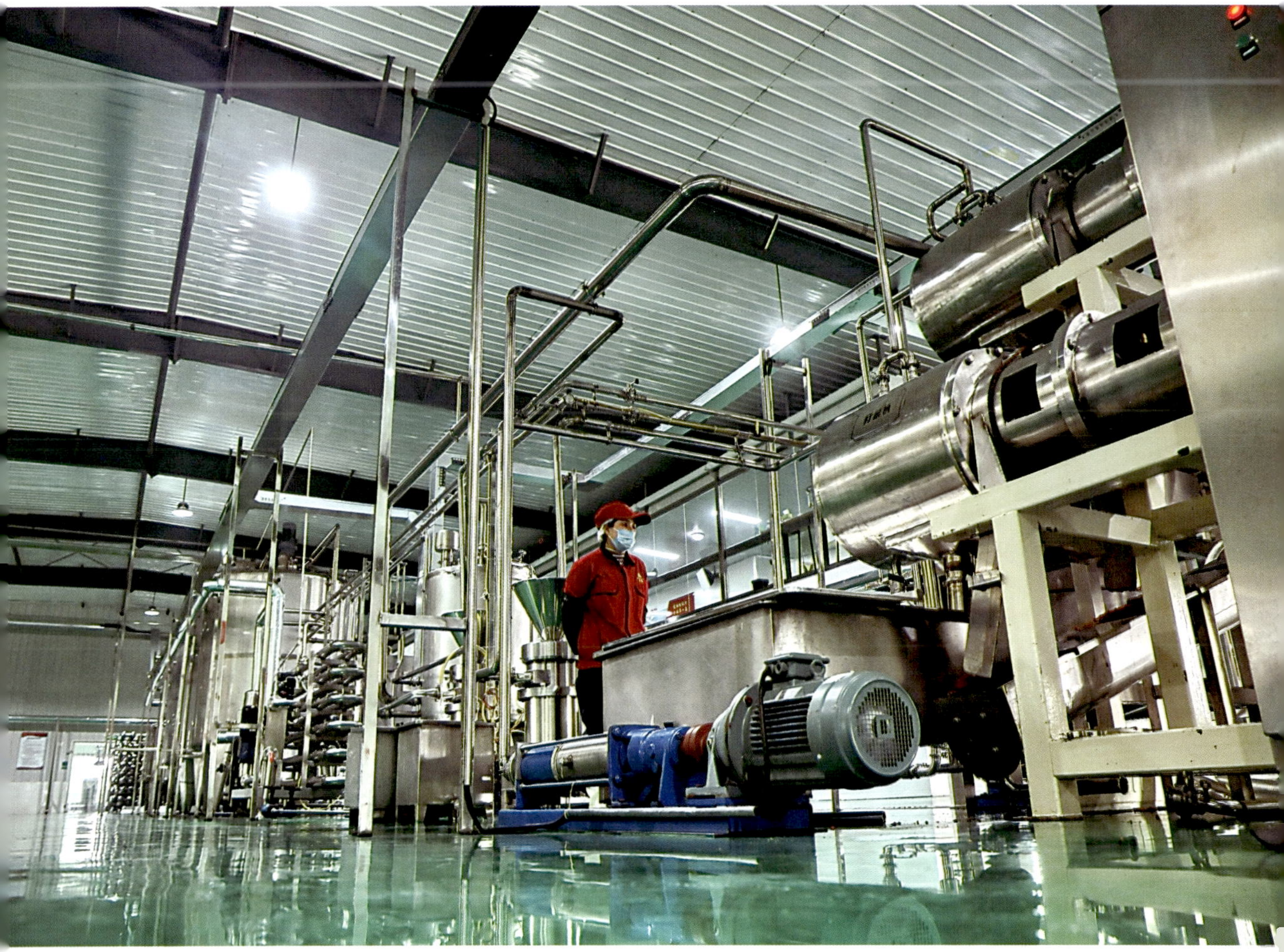

枸杞加工车间

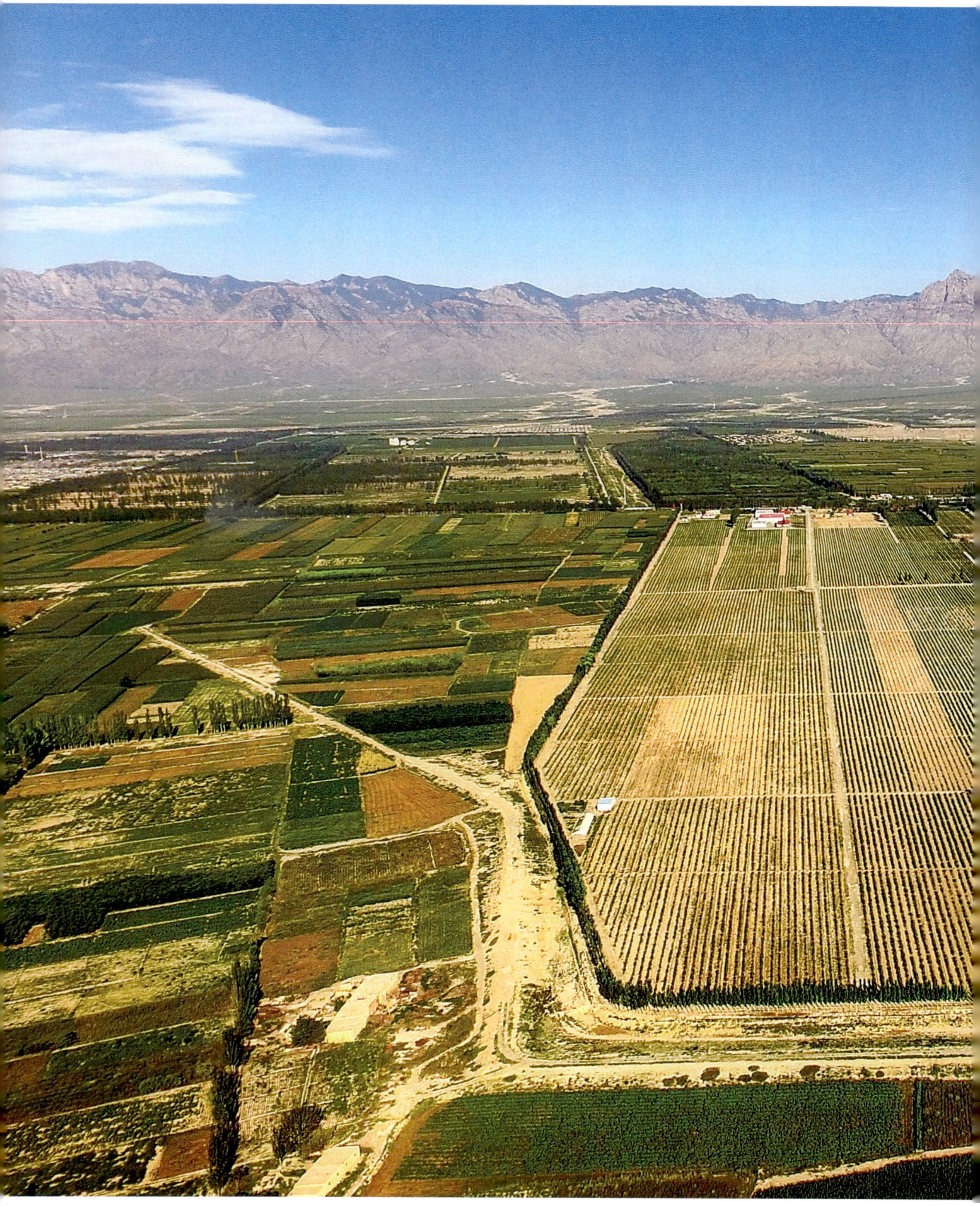

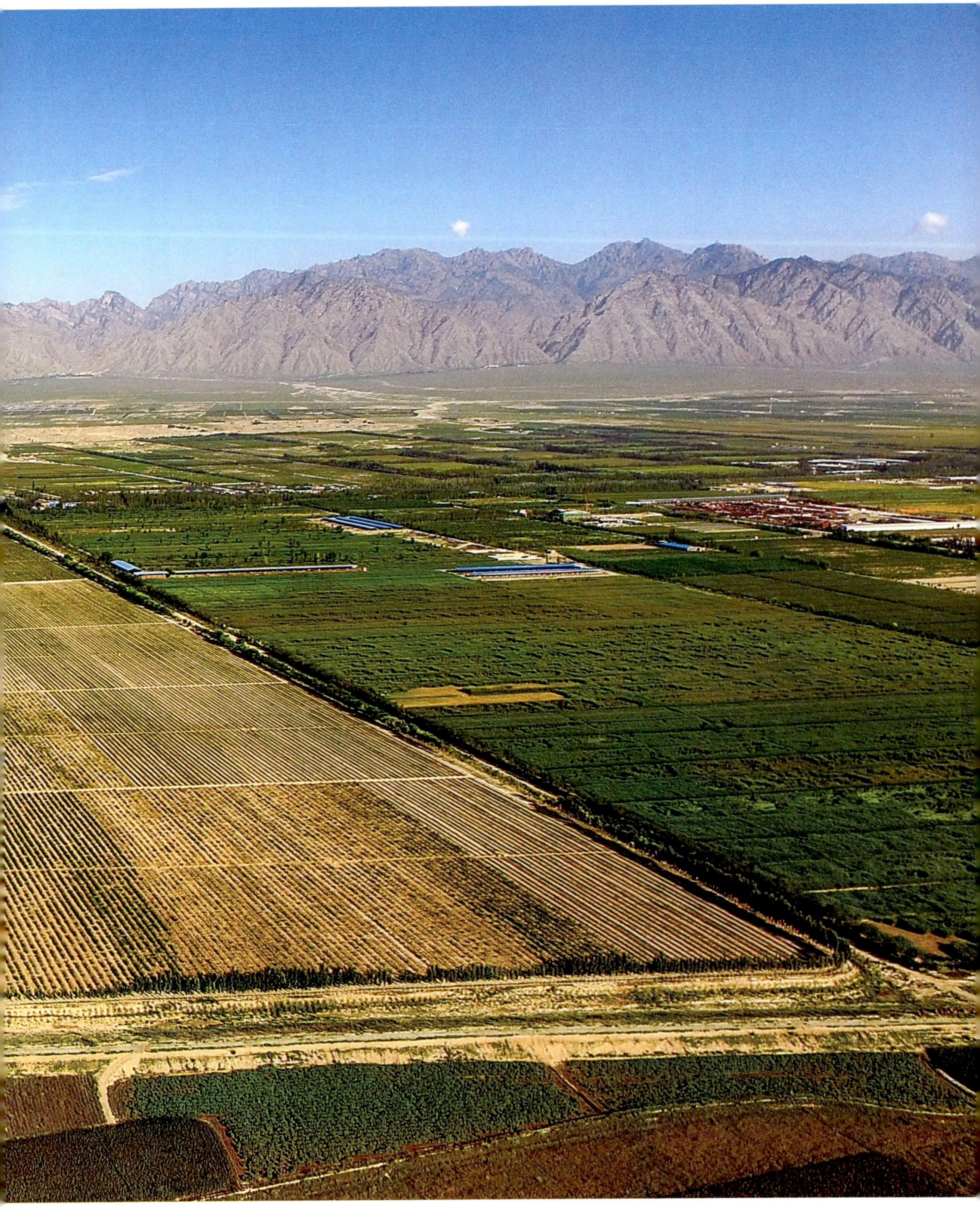

枸杞园鸟瞰

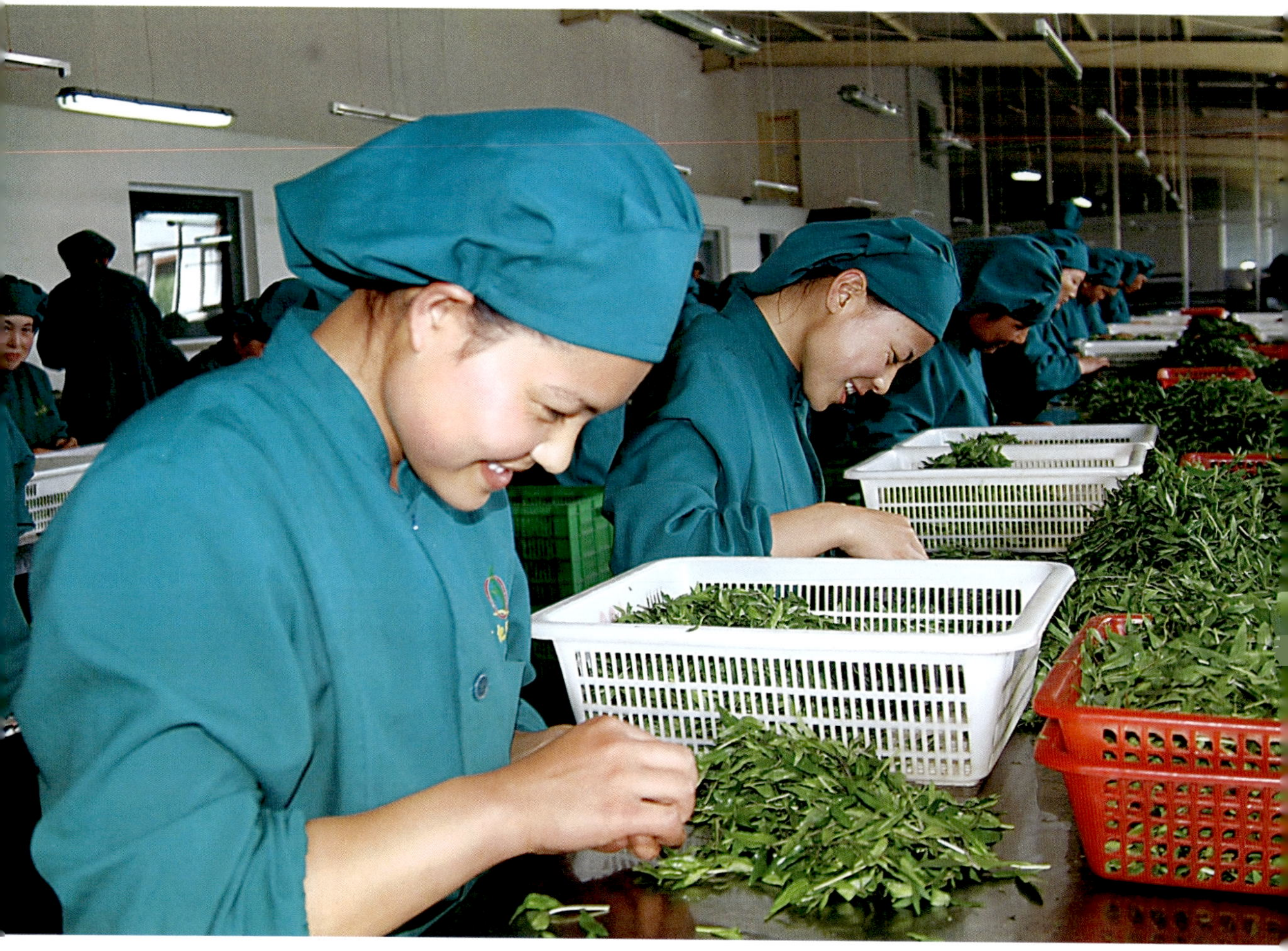

枸杞菜分拣

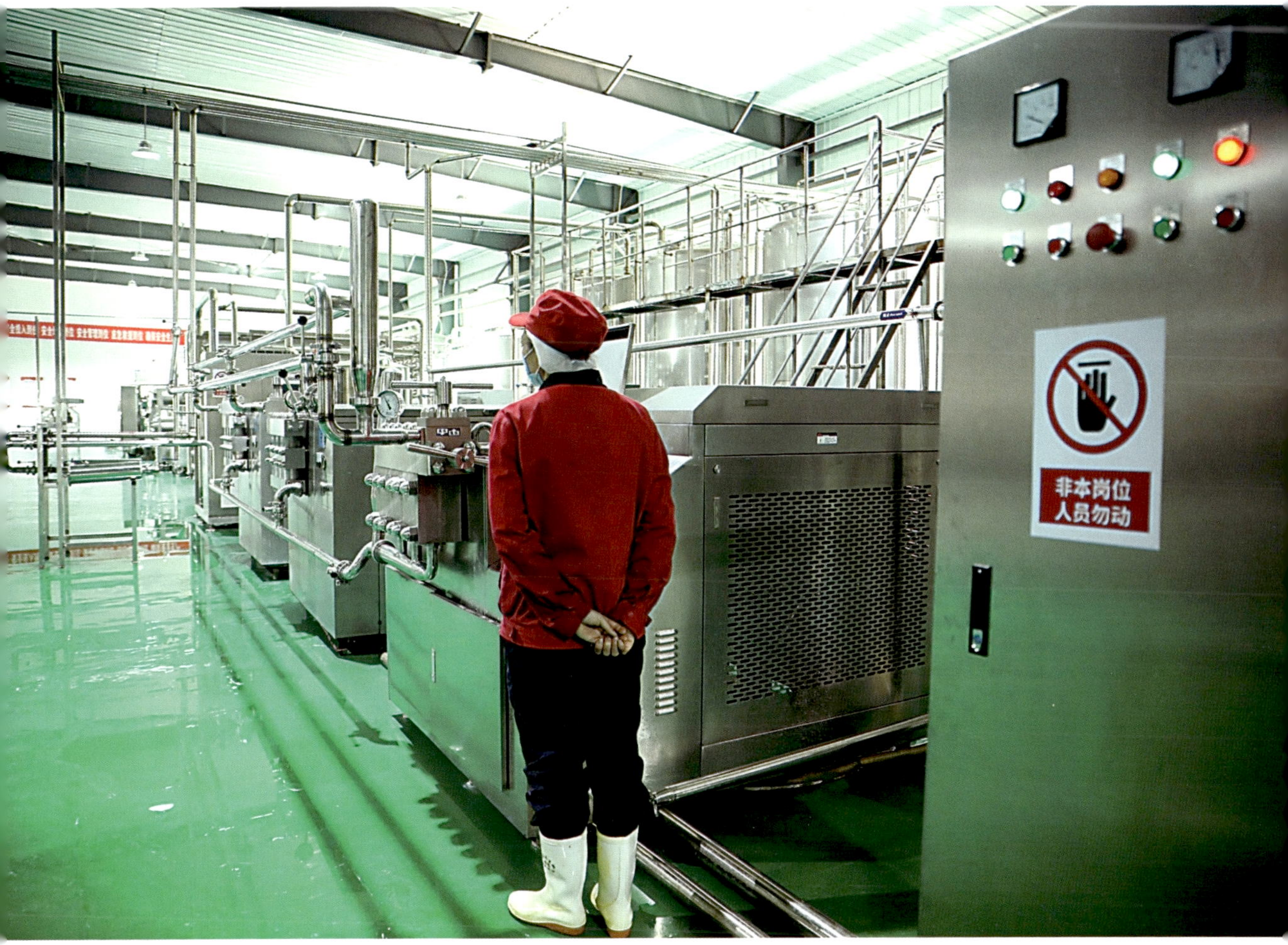

枸杞清洗车间

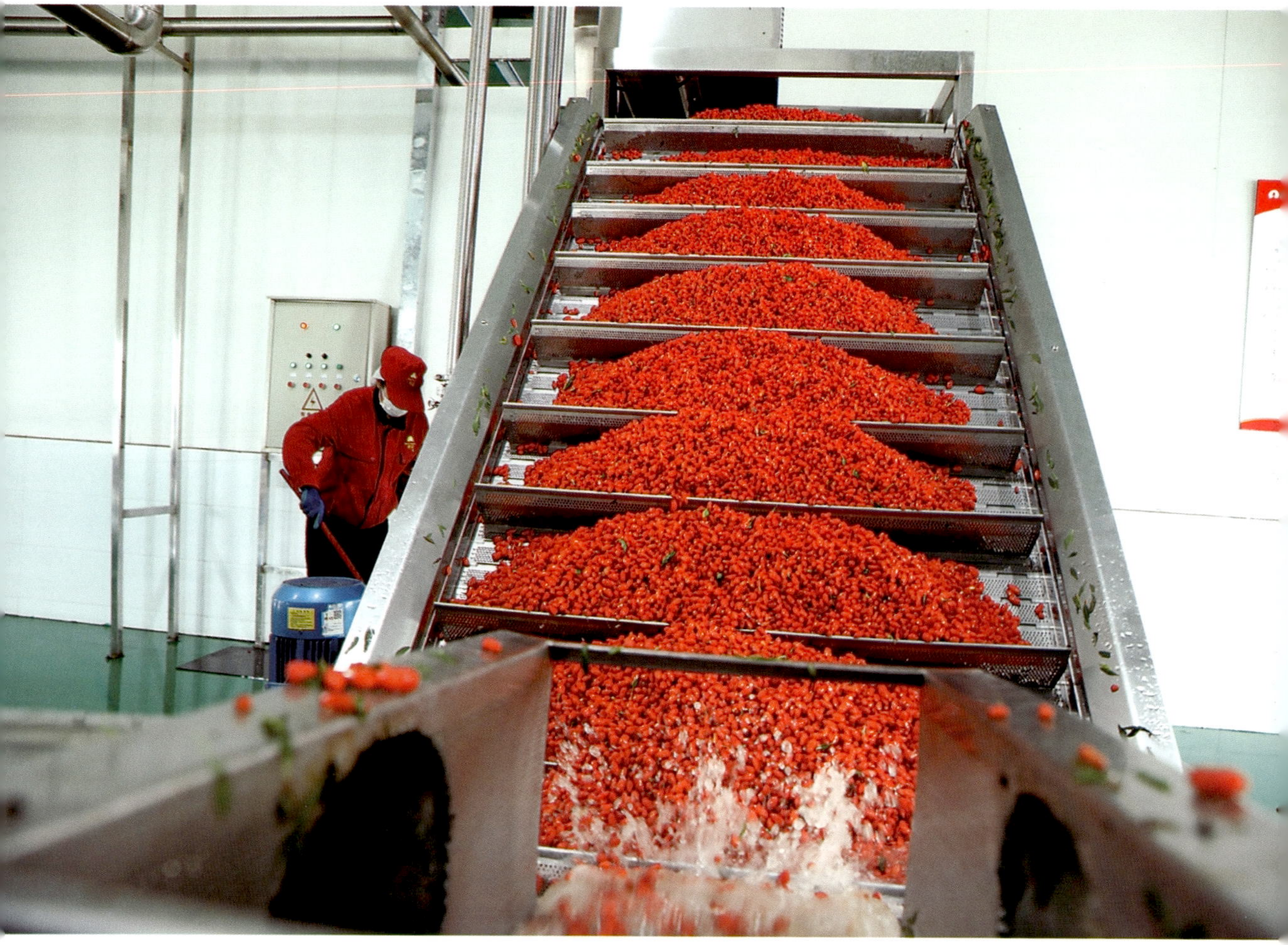

枸杞现代化加工生产线

组织工作委员会

主　任　王　斌
副主任　赵　芳
成　员　张来存　杨显亮　田　超　王　燕　高晓亮　胡佳祥

顾问工作委会

主　任　袁汉民
副主任　秦　垦　马　晖

编纂工作委会

主　编　杨森林
副主编　曹有龙　王　斌　祁　伟
成　员　何　军　曹　雄

统　筹　杨　昊　乔文君

图片提供　王　毅　杨月凤　邢学武　赵永琪

1+x枸杞职业技能等级认证教材

中宁枸杞职业技能等级证书鉴定用书

高级下册

《中宁枸杞职业技能等级证书鉴定用书》编委会 主编

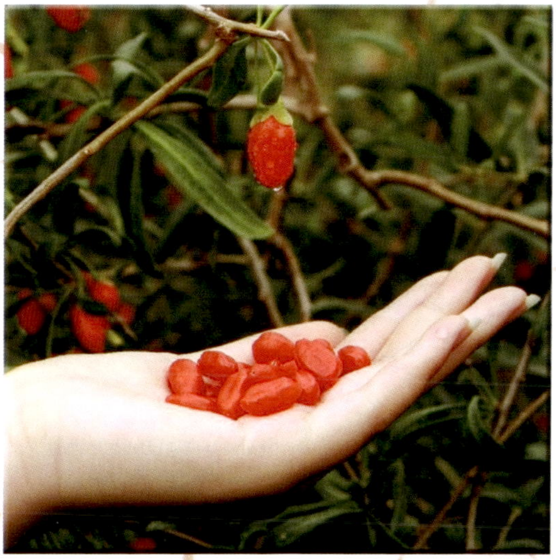

黄河出版传媒集团
阳光出版社

图书在版编目（CIP）数据

中宁枸杞职业技能等级证书鉴定用书：高级：上下册 / 本书编委会主编. -- 银川：阳光出版社, 2023.12
ISBN 978-7-5525-7229-2

Ⅰ. ①中… Ⅱ. ①本… Ⅲ. ①枸杞－职业技能－鉴定－教材 Ⅳ. ①R282.71

中国国家版本馆CIP数据核字(2024)第012844号

中宁枸杞职业技能等级证书鉴定用书　高级　上下册

《中宁枸杞职业技能等级证书鉴定用书》编委会　主编

责任编辑　马　晖
封面设计　马春辉
责任印制　岳建宁

黄河出版传媒集团
阳光出版社　出版发行

出 版 人　薛文斌
地　　址　宁夏银川市北京东路139号出版大厦（750001）
网　　址　http：//www.ygchbs.com
网上书店　http：//shop129132959.taobao.com
电子信箱　yangguangchubanshe@163.com
邮购电话　0951-5047283
经　　销　全国新华书店
印刷装订　宁夏云成印刷包装有限公司
印刷委托书号　（宁）0028382

开　　本　787 mm × 1092 mm　1/16
印　　张　11
字　　数　170千字
版　　次　2023年12月第1版
印　　次　2023年12月第1次印刷
书　　号　ISBN　978-7-5525-7229-2
定　　价　68.00元

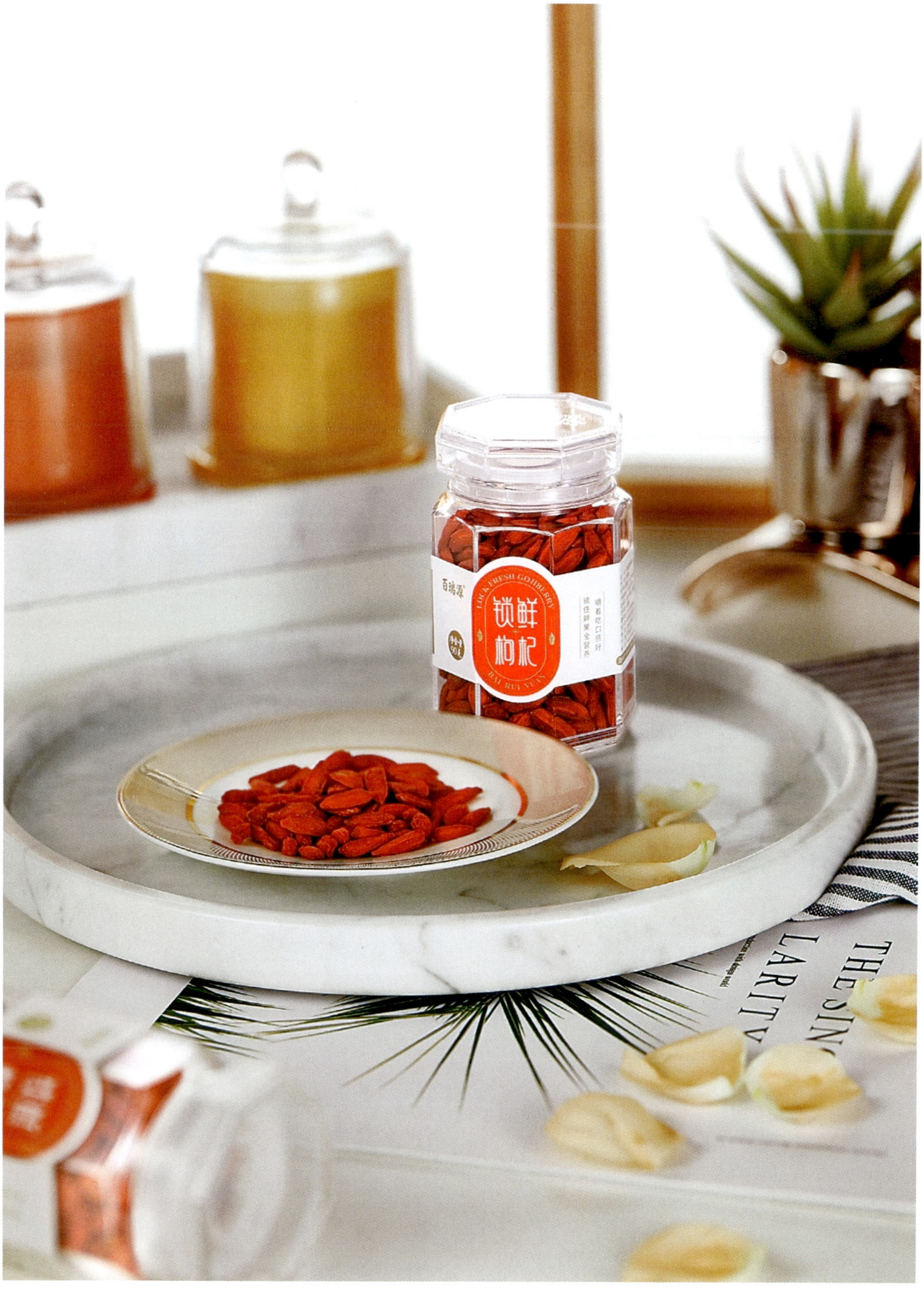

锁鲜枸杞

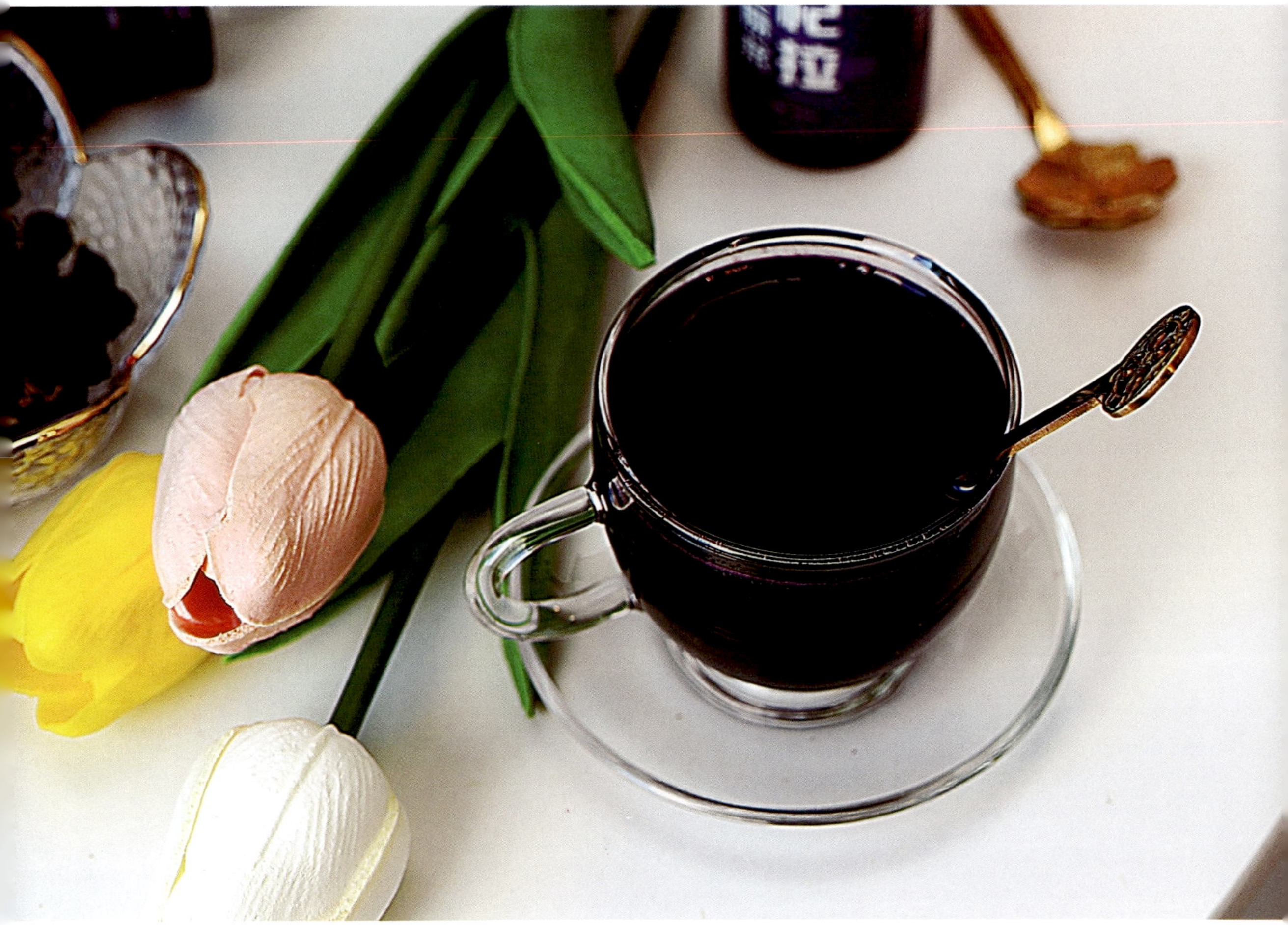

黑枸杞原浆

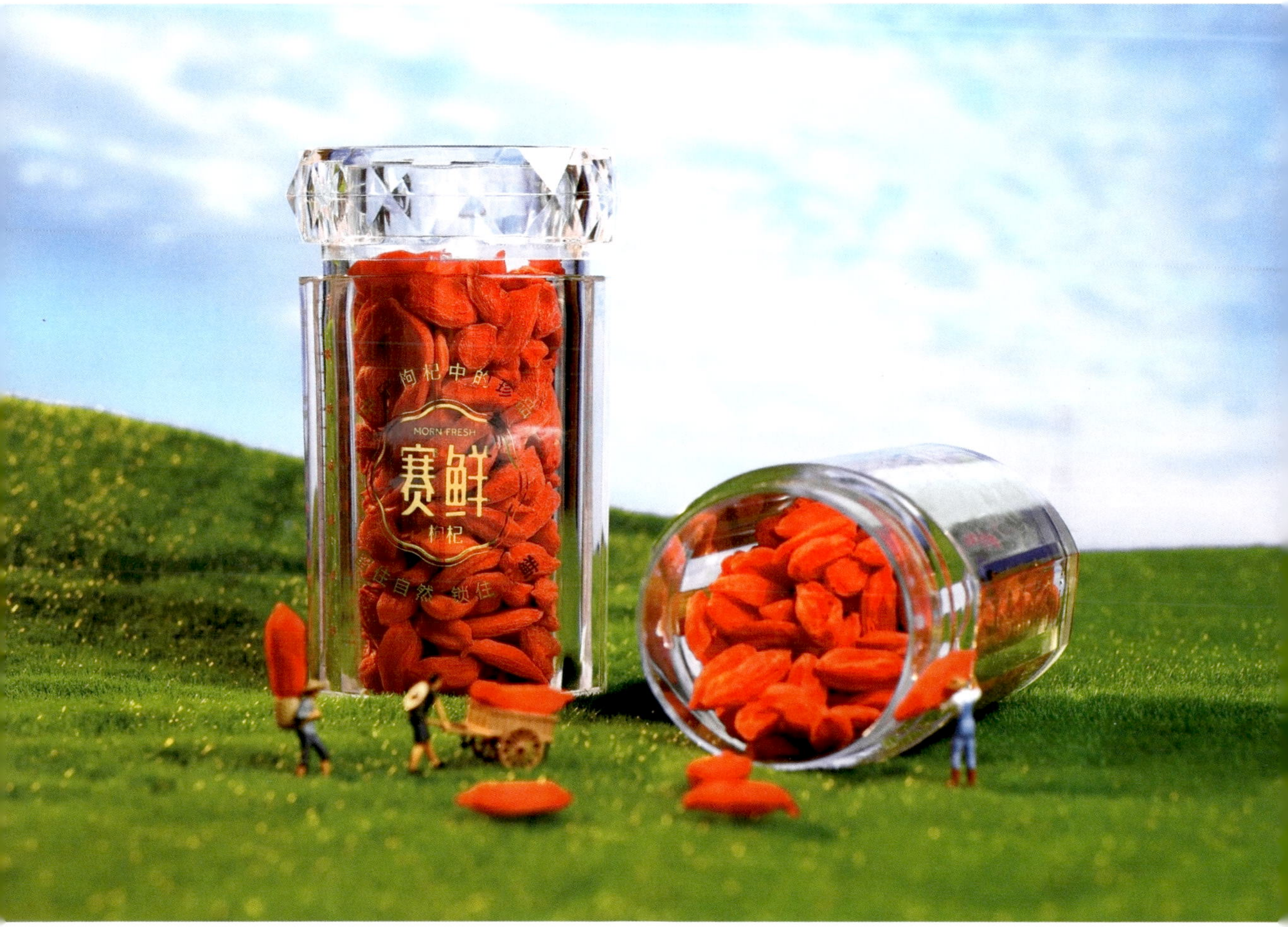

赛鲜枸杞

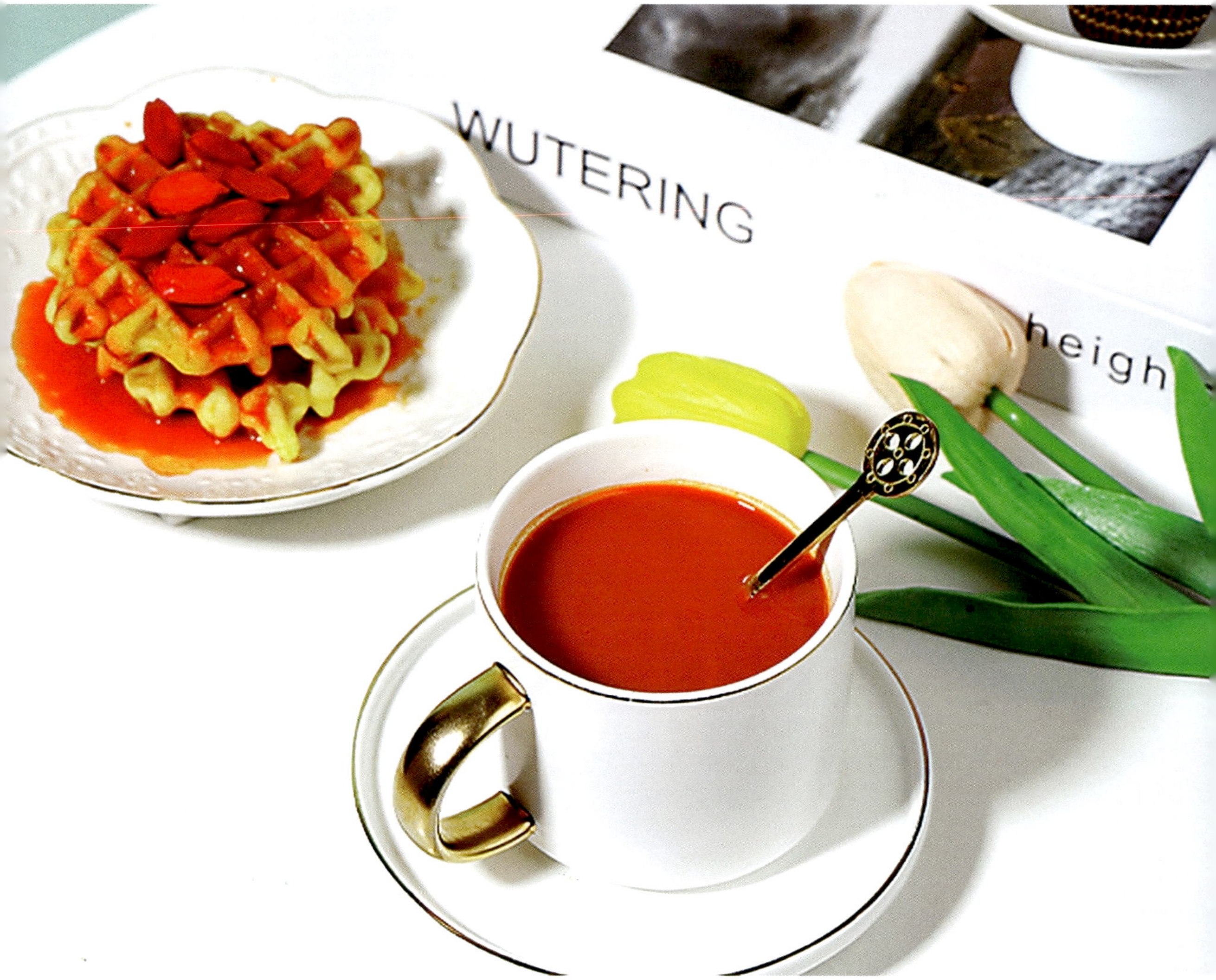

枸杞原浆

目　录

第五章“锁鲜”枸杞关键技术攻关与转化应用

第一节　研发背景及过程

宁夏枸杞（*Lycium barbarum* L.）属于茄科植物，是一种药食两用的物品，具有滋补肝肾、益精明目的功效。长期以来，由于干燥后的枸杞商品率低、品相差，不能满足现代主流消费人群健康养生的需求，制约了现代枸杞产业高质量的发展要求。而鲜果的干燥是问题的关键。

2019 年，百瑞源锁鲜枸杞的问世完全打破了人们对枸杞的认知。这款对鲜果有高标准要求，直接用纯净水清洗，无须脱蜡，经过真空脉动冷干锁鲜核心技术，完整保留天然蜡质保护膜的枸杞产品，可以“嚼着吃”。该产品与普通枸杞干果有着根本的区别，受到消费者的青睐。

百瑞源从 2013 年开始，以消费者的痛点和需求为出发点，聚焦行业关键问题，立足百瑞源宁夏枸杞品种选育及功效研究院士工作站、百瑞源宁夏枸杞功能性食品工程技术研究中心、百瑞源宁夏枸杞功能物质提取和深加工工程研究中心，研发团队与中国农业大学高振江教授合作，从枸杞真空脉动相关基础研究开始，经过 6 年时间 1 500 万元的研发投入，将真空脉动技术成功引入枸杞干燥领域，相继研发干燥面积 0.5 m^2、40 m^2、200 m^2 不同类型的设备，获得授权国家发明专利（ZL201911390223.2），制定锁鲜枸杞行业团体标准，在百瑞源中宁长山头种植基地，建成 2 800 m^2 锁鲜枸杞生产净化车间，将枸杞真空脉动干燥技术成果转化，成功开发了具有核心自主知识产权，完整保留鲜果保护膜适宜嚼着吃的锁鲜枸杞，引导了枸杞走入高标准高质量发展新阶段，推动了行业的设备创新研究、工艺技术创新研究及枸杞产业高质量发展进程。依托该产品使企业走上了创新发展之路。

一、杞制干是枸杞产业提质增效的关键环节

宁夏枸杞大多是以干果的形式进行流通和销售的。在传统的制干过程中，枸杞鲜果多采用自然晾晒和传统热风干燥技术。为了提高商品率、缩短干燥时间和降低成本，鲜果需要先进行浸碱处理，以破坏枸杞天然保护膜，俗称“脱蜡”。但这样做不仅会导致枸杞营养成分的流失和碱的残留，而且在枸杞干果贮存时会导致吸湿析糖和氧化褐变，长期来看会对枸杞产业的健康发展造成瓶颈。因此，我们需要通过技术创新来破解传统的枸杞晾晒和制干技术缺陷，寻找一种既“好看”又“好吃”，并且更具营养的枸杞品种。2013 年 7 月，中国农业大学高振江教授实验室研发的先进农产品制干技术为枸杞制干开拓了新的路径。

（一）枸杞传统制干脱蜡导致的问题

植物果实表面的组织结构和组成成分对果实在干燥过程中的水势梯度产生很大影响，从而影响整个干燥过程。枸杞是一种浆果，其果浆含有很高的糖分，这些高糖成分增强了与水分子的结合能力，从而增加了干燥脱水的难度。枸杞的外果皮由多层致密细胞排列组成，而外果皮由覆盖有特殊薄层蜡质结构的角质层组成。枸杞中的水分主要存在于枸杞果浆中，在干燥过程中，果浆中的水分除了从果柄处迁移外，还需要通过果皮组织向

干燥介质迁移。在该过程中，薄层蜡质结构会抑制内部水分向外部环境的扩散，从而阻碍了干燥过程的进行。较高的糖含量和薄层蜡质结构抑制了枸杞干燥的进程，导致制干需要很长时间。

为了提高干燥效率，一般在枸杞干燥前先采用化学溶液浸淋枸杞鲜果，从而消融破坏其表层蜡质结构，改善枸杞表皮的通透性，虽然提高枸杞的干燥效率，但是带来了容易吸潮、褐变等品质问题。

（二）制干过程品质劣变严重，品相差、商品率低的问题

枸杞干燥是一个非常复杂的过程，其中温度、相对湿度和空气环境等因素都十分敏感。在不同的干燥阶段，干燥脱去水分的性质（自由水和结合水）、物料内部温度的变化以及干燥速率都存在差异。如果干燥工艺不合适，会导致品质劣变，如氧化、收缩、变色和营养成分损失等。而枸杞在干燥过程中的品质劣变极大地影响了它的药用价值和经济价值，严重制约了枸杞的开发利用。这些不利结果都会影响消费者对枸杞产品的认知度。因此，为了确保枸杞干燥的质量和稳定性，需要对干燥过程进行严格的控制和监测，以充分发挥枸杞的药用和经济价值，提高消费者对枸杞产品的认知度和信任度。

二、科技赋能，提质增效

中国农业大学通过试验，证明锁鲜技术对枸杞制干是可行的。该技术干燥时间是常规时间的 1/3，不需要添加任何物质，完全保留鲜果的天然保护层。经过该技术干制的枸杞颜色鲜艳、饱满度高、口感纯正，不易上火，复水性好，适宜嚼着吃。这样的结果令人兴奋。但是，要真正实现产业化还需要进行大量的基础研究和设备研发，并进行应用扩大试验。从最小的 0.5 m^2 试验机开始，逐步扩大到最终 200 m^2 加热面积的大型设备生产线，这需要很长时间和巨大的投资，而且存在技术风险。面对众多问题和疑滤，百瑞源企业负责人表示：“农业不是个赚快钱的行业，一定要坚持长期主义，必须通过技术创新成为枸杞行业的领头人。”

由于传统的种植方式、加工方式、售卖方式和食用方式，枸杞成为了厨房配料，越来越边缘化。主流人群不太愿意食用枸杞。随着枸杞食用者年龄的不断增长，年轻人和枸杞之间的距离越来越远，导致越来越少的年轻人食用枸杞。如果枸杞不能进入主流人群，年轻人不食用枸杞，那么枸杞产业的未来在哪里？如果不能跳出低质低价的恶性竞争，那么枸杞企业的未来又在哪里？百瑞源人秉承“品质铸就品牌，科技成就未来”的发展理念，只有高品质才有高价值，只有高价值才有高价格。因此，要靠科技创新来推动宁夏枸杞产业的高质量发展。

2013 年以来，百瑞源枸杞股份有限公司与中国农业大学联合开展了针对枸杞干燥的瓶颈问题的研究。研究范围广泛，包括不同传热方式、不同真空度和保持时间、干燥温度、不同鲜果品种对枸杞真空脉动干燥特性的影响等。此外，还对枸杞干后的色泽、挥发性成分、复水特性、微观组织结构和营养成分进行了检测和分析。最优工艺已用于设备的放大设计，不同方式的阶段控制试验已进行，研究不同阶段控制下的干燥特性和品质特性。最终，真空脉动冷干技术已引入枸杞干燥加工领域，建立了枸杞真空脉动干燥产业化生产线。这项技术解决了传统干燥工艺中枸杞制干困难、时间长、干果品质差、易氧化褐变以及经过脱蜡而导致枸杞鲜果营养成分流失等技术难题和加工现状。因此，这项技术提高了枸杞干燥效率，提升了枸杞干果品质和营养价值，引导了宁夏现代枸杞产业的高质量发展。

第二节　研究内容及成果

一、基础研究

任何有实用价值的创新研究都需要从基础开始，经得起实际应用的检验。这需要扎实的攻坚克难精神才能获得成功。因此，研发团队进行了以下研究：一是研究了枸杞在不同加热方式下的真空脉动干燥特性，并探究了在干燥过程中的传热传质机理。二是采用了 8 种常用的农产品薄层干燥模型对枸杞的干燥过程进行了拟合分析，并将模型参数与干燥参数进行了回归分析。三是对比了悬空辐射加热和接触式加热对枸杞感官特性、结构特性、活性成分和功能特性的影响。四是选择了较优的干燥工艺，并以枸杞内部温度变化为依据，进行了不同方式的阶段控制研究，并研究了不同阶段控制下的干燥特性和品质特性。

二、工艺研究

（一）试验仪器

试验型真空脉动干燥机，加热板层材质分为碳纤维远红外电加热板和铝制板层，加热方式分为传导式和辐射式两种。

（二）试验方法

枸杞鲜果经清洗后，平铺于干燥盘中置于干燥机中，设置干燥机参数进行干燥，干燥后按照相应的评价指标进行评价。

（三）制干枸杞评价指标的确定

干燥效率和出品率是评价干燥技术和工艺的重要指标，而出品率又由产品感官指标、理化指标以及安全指标等决定，为准确衡量评判工艺技术的先进性和优越性，本研究参照及《枸杞》GB/T 18672—2014中的相关指标，选定干燥时间、感官指标（包含色泽、形态、口感、质地等指标）、干果出品率、水分等指标作为干燥枸杞品质评价的指标。

（四）工艺参数优化

1. 制干温度、脉动比、时间以及鲜果质量对枸杞干燥特性影响

为研究枸杞干燥特性，进行了多次单因素试验和验证试验。采用感官评价的方式，研究了不同温度梯度、不同脉动比、不同时间、不同鲜果质量对枸杞干燥特性的影响。通过评估干燥时间、成果率、感官色泽度、外形饱满度、咀嚼感和肉质紧实感等指标，分别确定了最佳效果的干燥温度、脉动比和干燥时间。以上研究表明，制干温度、脉动比、制干时间以及鲜果质量对枸杞鲜果制干特性均具有显著性影响。针对研究结果，通过多次验证试验确定了枸杞真空脉动制干工艺，干燥后制成率达95%以上。

2. 枸杞品质评价

经过试验研究，发现真空脉动干燥技术在枸杞制干方面表现出了突出的优越性。在未添加食用碱脱蜡促干及护色剂护色的情况下，干燥时间缩短了50%以上（湿基含水率≤13%），干燥速率也显著提升。加工出的枸杞干果色泽鲜亮，其Lab值分别为38、47、34，而普通热风干燥枸杞的Lab值只有38、37、24，远远劣于真空脉动干燥枸杞制品。此外，真空脉动干燥制品的外形饱满，咀嚼感强，肉质紧实，枸杞干果分散性好，极具口感。

（五）制干设备稳定性及干燥能力测定

干燥技术的推广应用对于干燥设备的稳定性和干燥能力至关重要。本研究使用中国农业大学自主设计制造的真空脉动干燥机，对该设备的稳定

性和干燥能力进行了综合测定。经过多次试验结果表明，真空脉动干燥试验机具有很好的稳定性，干燥试验过程中温度反馈信号传输连贯正常，真空泵及冷却装置连续工作能力较好。该设备的干燥加工能力为 5 kg/m^2，批加工时间在 8~10 h 内。在对原料果不进行初筛的情况下，真空脉动干制枸杞的成果率在 65%~75%，并且对于那些不适合真空脉动干制加工（过度成熟果、破损果）的原料果，只需要进行初筛，真空脉动制干的成品率就可以达到 90% 以上。因此，本研究的结果证明了真空脉动干燥技术的可行性和实用性，为干燥技术的进一步研究和推广应用提供了有力的支持。

三、设备研制

（一）第一代 40 m^2（干燥面积）试验型设备研发

第一代试验型枸杞真空脉动干燥机，是在中国农业大学自主设计开发的真空脉动干燥机的基础上进行了放大，抽空采用水环式真空泵，装料量由原来的 5 kg 增加至 150 kg 加热方式采用碳纤维远红外电加热板装置。

（二）第二代试验型枸杞真空脉动干燥机研发

第二代试验型枸杞真空脉动干燥机是结合第一代干燥机在技术推广实施过程中出现的问题进行改进，通过设备改进，更新干燥机自动化控制程序，实现了干燥机一键式操作。与第一代试验型枸杞真空脉动干燥机相比较，第二代试验型枸杞真空脉动干燥机做了以下改进。

1. 电热板的改进

在研究实施过程中，第一代的碳纤维远红外电加热板在使用过程中遇到出现了以下几个问题。

（1）加热不均匀。第一代干燥机的碳纤维远红外电加热板造价虽然较低，但其存在加热不均匀的情况，0.5 m^2 加热板及温差有可能达到 10 ℃以上，在干燥过程中造成物料加热不均匀，往往会出现同一盘物料，局部焦煳，局部还未完全干燥的状态。

（2）加热板使用寿命短，容易出现短路问题。短路后加热板温度不受控制，加热板烧坏产生刺激性的气味，影响产品质量。

针对上述问题，综合考虑设备使用寿命和使用效果，将第二代干燥机的加热板更换为304不锈钢板层，保证干燥效果的均一性和产品质量。

2. 真空系统的改进

第一代干燥机的真空系统采用了水环泵+缓冲罐来控制干燥箱内的真空度。这种系统存在一些问题。首先，干燥室内的真空度受限，并且单纯依靠真空泵无法将枸杞蒸发产生的水蒸气尽可能多地抽离。其次，由于干燥箱内始终处于较高的湿度，枸杞干果在干燥过程中会出现闷蒸现象。因此，干燥后的枸杞干果颜色相对较暗，影响产品质量。

为了解决这些问题，第二代干燥机增加了冷阱。冷阱的作用是保证设备真空度和干燥品质满足工艺要求。这种改进可以更充分地抽出枸杞蒸发产生的水蒸气，从而提高干燥效果，使干燥出的枸杞干果更亮丽、质量更好。

四、锁鲜枸杞蜡质层的完整性检测研究

（一）试验材料

枸杞鲜果、真空脉动干燥枸杞干果、热风干燥枸杞干果。

（二）试验仪器

电子扫描显微镜、体视显微镜。

（三）枸杞果实结构研究

1. 性状

成熟的鲜果呈椭圆形或长卵形，中间略膨大，两端较细，果皮红色有光泽，质地柔软滋润。

2. 枸杞鲜果解剖结构组成

枸杞果由果皮、横隔、中轴三部分构成。果皮由外果皮、中果皮、内果皮组成，其中中果皮和内果皮的结构较为疏松，外果皮表面非常致密，

是枸杞鲜果的主要保护层，也是枸杞内部水分排出的主要障碍。

3. 枸杞外果皮表层面蜡质层的研究

枸杞的外果皮由覆盖了蜡质层的角质层所组成，也就是蜡被层。得益于表皮细胞和蜡被的保护，枸杞果实才能正常生长、发育、成熟。但是，表皮细胞和蜡被的存在却阻碍了水分的蒸发，导致枸杞鲜果不易制干。近年来的研究表明，在不破坏鲜枸杞整体结构的情况下，通过溶解覆盖在角质层外面的蜡质层，可以提高枸杞的制干效果，使鲜枸杞内部的水分容易排出。因此，在制干时可以采用特定的处理方法来溶解蜡质层，提高枸杞的制干效果。真空干燥未使用促干剂的枸杞干果，其表皮的扫描电镜图片清晰地显示蜡质层基本完整并呈现条状覆盖在枸杞表皮之上。

第三节　成果转化

2017 年，百瑞源与中国农业大学联合开发定制了 2 台 40 m^2 锁鲜干燥中型试验设备，对保持鲜果特性和工艺进行创新改进。2018 年加工定制 2 台第二代 60 m^2 改进型中型试验设备。2019 年定制 3 台，每台加热面积 200 m^2，建成日产锁鲜枸杞 2 t、产值达 160 万元的锁鲜枸杞自动化生产线。

按照工艺流程及品控要求，形成制定了锁鲜枸杞标准体系，从基地鲜果的品种、田间种植管理、成熟度标准、采摘标准、运输标准、到加工区的清洗、装盘量、自动干燥工艺配方、出仓、分级、色选、人工拣选、包装、入库都有严格的操控批准，使得规模化生产线首次投产就生产出符合标准的合格产品。百瑞源锁鲜枸杞以“更新技术、更鲜色泽、更好口感、更高营养”正式面市，每瓶 80 g，售价 99 元。该产品获得了行业认可和市场消费者的喜爱，每年产销量递增 30% 以上。

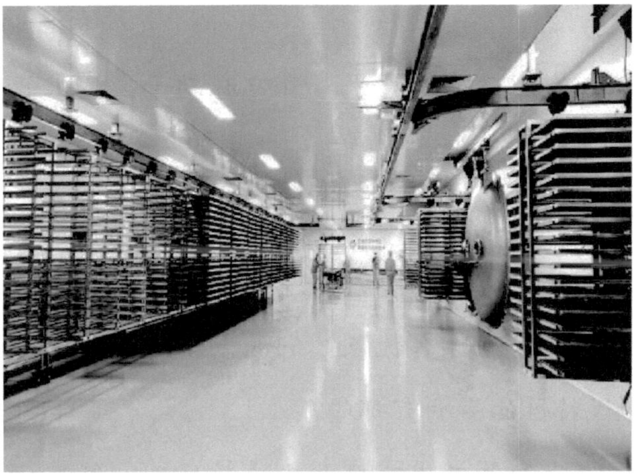

图 5-1 百瑞源锁鲜枸杞生产线

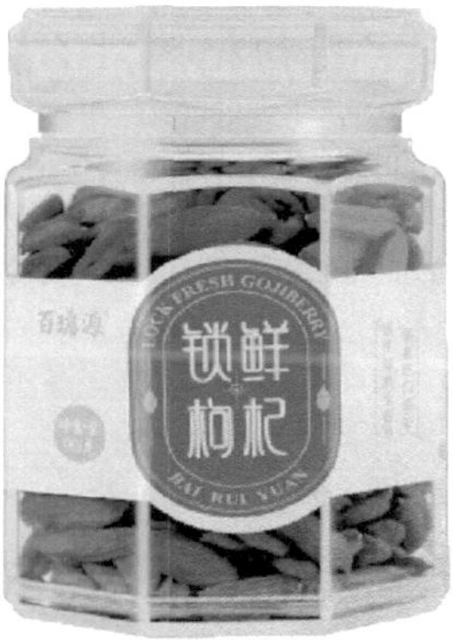

图 5-2 百瑞源锁鲜枸杞产品

思考练习题：

1. 宁夏枸杞为什么需要经过真空脉动干燥技术？真空脉动干燥技术的优势是什么？

2. 传统的枸杞干燥方式存在哪些问题？这些问题如何影响枸杞的质量？

3. 百瑞源如何应对枸杞干燥的瓶颈问题？百瑞源的发展理念是什么？

4. 什么是枸杞真空脉动干燥机？它有什么优点？它的制干温度、脉动比、时间以及鲜果质量对枸杞干燥特性的影响有哪些？

5. 枸杞真空脉动干燥机的第一代和第二代有哪些主要的区别？第二代干燥机增添了哪些新元素？

6. 什么是锁鲜枸杞蜡质层的完整性检测？在试验中用到了哪些材料和仪器？

7. 百瑞源是如何满足锁鲜产品的加工品质要求及工艺技术的操控性的？

8. 百瑞源锁鲜枸杞的售价是多少？近三年每年产销量递增了多少？

9. 百瑞源锁鲜枸杞生产线的日产量是多少？产值达到了多少？

第六章“枸杞原浆”关键技术攻关与转化

“枸杞原浆”的保鲜一直是研发过程中一大难题，高温灭菌会破坏枸杞汁中特有的热敏性营养成分，且耗能大、成本高、贮存运输不便。宁夏沃福百瑞枸杞产业股份有限公司（以下简称“沃福百瑞公司”）根据宁夏枸杞的现实生产状况，经过多年不懈努力，攻克了“枸杞原汁常温保鲜”这一技术难题，使得相关技术和产品得到了应用与推广。枸杞原浆是以枸杞鲜果为原料，经清洗、破碎、打浆、研磨、调配、均质、杀菌、无菌灌装等工艺制成的适用于直接饮用的浆液制品。沃福百瑞公司采用“常温保鲜枸杞原汁生产工艺”专利技术，通过高温短时杀菌、无菌灌装技术达到抑菌和杀菌的目的，保留了鲜枸杞应有的风味、色泽和营养成分，实现了枸杞原浆常温保鲜。枸杞原浆打破了枸杞干果“嚼着吃”“保温杯里泡枸杞”的传统，通过科技创新着力于释放枸杞鲜果本身的“原生营养”，开创了枸杞原汁新时代。

第一节　技术攻关与转化

一、技术攻关背景

20 世纪 80 年代，利用枸杞鲜果榨汁和提取精制主要功效成分的方法开始被人们关注和研究，但此前很少见诸报道。原因是鲜枸杞汁不耐高温处理，经过高温或超高温杀菌后会导致颜色发生褐变，给产品的外观、品质和色泽带来严重影响。最初的枸杞汁加工方法是将枸杞鲜果榨汁后添加防腐剂，或者榨汁后在 −18 ℃冷冻贮藏来延长枸杞原浆的保质期。然而，这种方法会导致枸杞汁冻结后再解冻，冰晶体对果肉的破坏易产生汁液分离现象，进而影响枸杞汁的色泽和品质。同时，这种方法对生产环境的要求极为严格，生产成本相对较高。含有防腐剂的枸杞原浆也会受到诸多限制。因此，如何研发出一种不加防腐剂、不需冷冻且生产成本较低的枸杞原浆保鲜工艺，成为了当时枸杞原浆生产面临的难题。

二、实施过程

（一）关键技术突破

1992 年，宁夏科学技术委员会委派潘泰安团队与 2 名外籍博士前往中宁枸杞制品厂进行枸杞常温保鲜技术的研究。他们试图通过杀菌处理来实现枸杞汁防腐保鲜，但经过两年多的研究，并未取得理想效果。1993 年 2 名外籍博士也遗憾地作别回国。在此情况下，潘泰安团队决定从枸杞基础研究入手，与科研院所合作，多次前往宁夏大学、宁夏农林科学院和区外高等院校、科研院所查阅资料，借助相对先进的仪器设备，在科研院所几位老教授的帮助下进行枸杞营养成分和功能价值的分析研究。最终，他们发现鲜枸杞汁中的 4 种芽孢杆菌具有耐热但不耐酸的特性。在 3 年多的时间里，他们经过 70 余次科学试验，300 余次分析检测，对 1 000 多个数据进行试验研究，最终完成了枸杞原汁试验常温保鲜的试验，并结合现代无菌灌装技术，提出了枸杞原汁常温保鲜技术理论。

1. 高效果汁分离技术

针对传统榨汁工艺法榨汁速度慢、效能低、出汁率不高的问题，新技术采用现代果汁分离工艺生产枸杞原浆。该技术采用两次连续分离，分离速度快，能将原料中的汁液、果肉等全部分离进入果汁。经过试验验证，新技术的出汁率比传统榨汁法提高了 13.6%。这一技术的采用，不仅提高了生产效率，也提高了产品的品质，得到了市场和消费者的认可。这将促进枸杞原浆的生产和销售，并推动果汁生产行业的发展。

2. 常温保鲜杀菌技术

根据枸杞原浆的营养特性和色素热稳定性，高温会导致枸杞原浆变色并损失营养元素。有研究数据表明，枸杞原汁在 85 ℃时开始变色。采用高温长时杀菌（80~85 ℃ /20 min）的方法，能够使枸杞原汁保持正常的色泽和良好的风味，同时还能延长保质期。相比之下，由于枸杞原汁的流变特性和黄色素的不耐热性，采用高温短时杀菌（95~98 ℃ /1 min）和超高温瞬时杀菌（135~138 ℃ /2~4 s）的方法容易使枸杞原汁产生焦煳味和变色，因此风味和色泽较差。

表 6-1 不同杀菌条件对枸杞原汁质量的影响

序号	杀菌条件	杀菌效果
1	80~85 ℃ /15~20 min	色泽良好，风味正常，保质期长
2	95~98 ℃ /1 min	色泽加深，风味较差，保质期较长
3	135~138 ℃ /2~4 s	色泽加深，风味较差，保质期长

团队运用 HACCP 理论，从生产工艺的各个环节取样、培养、分离、纯化、

鉴定各工艺环节造成危害的微生物，最终找到了导致枸杞原浆腐败的共性微生物——四种芽孢杆菌。这些菌株具有耐热的特性，只有在高达 135 ℃的条件下才能彻底杀灭。然而，研究人员发现，在（83 ± 2）℃的杀菌温度下并不能达到完全杀灭的效果。经过进一步研究，他们发现四种芽孢杆菌同时具有不耐酸的特性，于是提出了杀菌和抑菌相结合的工艺方案。在 85 ℃的条件下，成功地杀灭了 99.9% 的腐败微生物。接下来，通过添加天然产物和有机酸等物质，将枸杞汁的 pH 调整到 4.5 以下，从而避免了腐败微生物的繁殖。经过研究证明，（83 ± 2）℃，（15 ± 3）min，pH 小于 4.5 的条件能够使枸杞汁在常温下保存。这项研究历时 6 年，最终攻克了枸杞汁常温保鲜的难题，取得了成功。

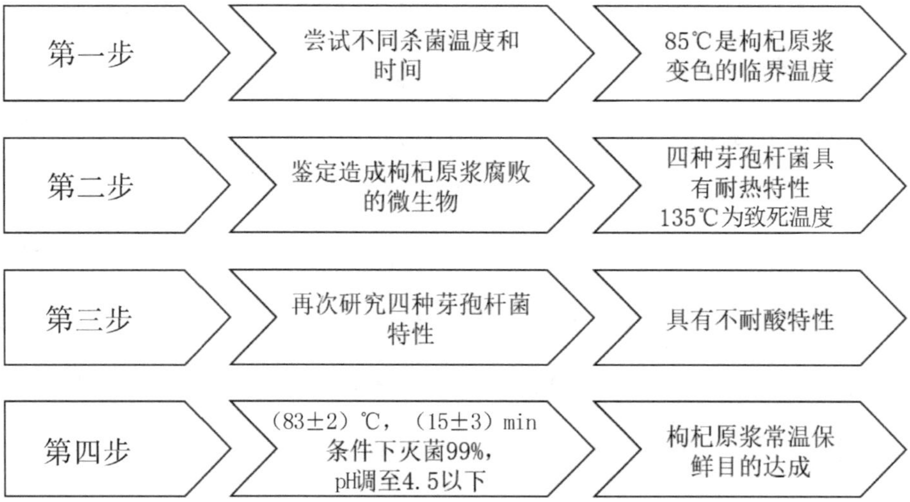

图 6-1　枸杞原汁常温保鲜技术的研发过程

3. 确定枸杞原浆生产的 11 道生产工序

如图 2 所示，潘泰安团队确定了枸杞原汁常温保鲜新工艺，完善了设备选型和设备配套。研究出一套拥有 11 道生产工序，简便、高效、实用，便于应用推广的枸杞原汁常温保鲜方法。

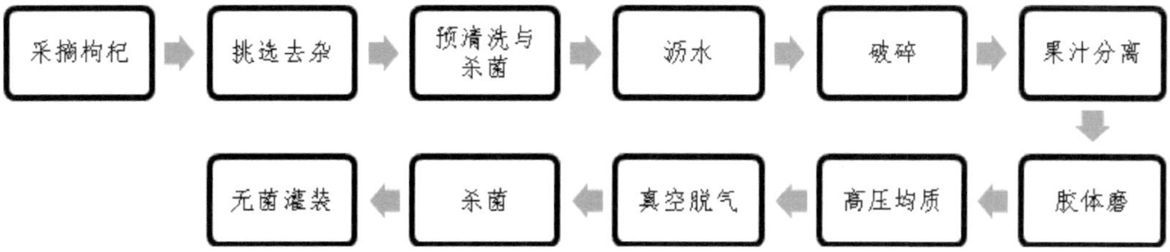

图 6-2 枸杞原汁生产的 11 道工序

（二）大型生产设备的技术研发生产

“枸杞原汁常温保鲜”技术的关键在于高效的生产设备。其中生产枸杞原浆所需的主要设备包括三种机器——果汁分离机、杀菌机和无菌灌装机。为了实现这一目标，潘泰安研发团队于 2001 年前往北京航空制造工艺研究所（原 625 所）参与研发首套大型工业化生产设备。这些生产设备的研发对于枸杞原汁的生产至关重要。

1. 果汁分离机的更新研发

果汁分离机是用于枸杞原浆机械化生产的第一步骤，即分离枸杞籽的设备。该企业最初使用的是第一代果汁分离机，也称为“单轨道分离机”，由两个机身组成。其主要工作流程：第一步分离出 85% 的枸杞籽；第二步再将剩余的枸杞籽分离出来，但分离效率并不高。经过一个月的艰苦研究和开发，研究所攻克了分离机孔眼大小的技术难题。随后，第二代“双道分离机”被研制出来。新设备将两个机身组合在一起（筛孔孔径为 0.6~0.8 mm），在高速离心力的作用下分离出果浆和枸杞籽、皮，枸杞果浆分离率达到 95% 以上。

2. 杀菌机的研发生产

使用现代高效的列管式杀菌设备可以实现预热、杀菌和冷却的一体化，这是保证产品质量的关键。为了保证产品的质量，将预热管预热至 83 ℃，控制枸杞汁的流速，使其在预热时长保持在 15 min。经过 15 min 的高温杀菌，可以杀灭枸杞原汁中 99.9% 的腐败微生物。同时，可以有效保留枸杞鲜果中的枸杞多糖、维生素 E、叶黄素、玉米黄质等热敏性活性物质，从而使产品的保质期达到 12 个月以上。

3. 无菌灌装设备的及时引进

当时，该研发团队发现国内已经相对成熟的无菌灌装设备，并及时从沈阳自动化仪表研究所引入了国内领先水平的设备，并将其应用于工业化生产。在经过杀菌冷却的枸杞果浆中，他们采用了双头无菌灌装的方式。这种方式具有以下特点：灌装速度快，无物料回流，定量精确，全程无菌灌装。

第二节 成果与应用

一、技术成效

研发团队在生产技术方面提出了“枸杞原汁常温保鲜技术”，这项技术提供了一种不需冷冻、不加防腐剂、不改变鲜枸杞汁原有色泽和营养成分，且生产成本较低的鲜枸杞汁保鲜方法。该技术的提出攻克了“枸杞汁常温保鲜”技术壁垒，填补了行业内鲜枸杞汁保鲜问题的空缺。此外，研发团队还在生产设备的研发方面取得了显著成效。研制的果汁分离设备和杀菌设备已进行了10余次推广更新，并被早康、华宝、康普、金杞源、百瑞源等企业使用。这些设备的广泛应用推动了整个枸杞产业的发展与进步。

表6-2 枸杞原浆营养成分

单位：mg/100 g

维生素含量		主要微量元素含量		矿物质含量	
维生素C	16.58	硅（Si）	0.11	钠（Na）	88.40
维生素A	391IU/100 ml	铁（Fe）	1.15	磷（P）	23.13
维生素	0.016	锌（Zn）	0.63	钾（K）	132.21
维生素	0.064	锂（Li）	1.89	钙（Ca）	56.01
维生素	1.36	镁（Mg）	11.36		
维生素E	1.21				
烟酸(尼克酸)	0.11				

二、所获技术专利与成果奖

1999 年，沃福百瑞公司制定枸杞原浆 HACCP 计划，起草枸杞原浆的企业标准。

2000 年，潘泰安等人申请获得枸杞原汁常温保鲜工艺专利证书（专利号为 ZL 00103020.5）。

2003 年，枸杞原汁常温保鲜技术获批宁夏科技厅成果登记（批准登记号：2003061）。

2004 年，枸杞原汁常温保鲜技术的研究获宁夏回族自治区科技进步奖三等奖。

2007 年，枸杞原汁（浓缩汁）常温保存技术的研究与示范获第八届中国国际食品和饮料展览会创新产品。

2008 年，枸杞原汁（浓缩汁）常温保存技术的研究与示范获中国食品技术学会科技创新三等奖。

三、市场前景

宁夏自 1999 年第一批枸杞原浆出口美国和日本以来，枸杞原浆在国际市场上的出口数量和金额逐年上涨。2012—2021 年，宁夏每年的枸杞原浆出口数量和出口金额从 492.63 kg、1 856.57 万元增长至 1 910.08 kg、12 526.93 万元。尽管 2021 年因全球经济调整和新冠疫情的影响，枸杞原浆出口情况略有下降，但长期来看，枸杞原浆出口数量和金额仍呈上升趋势。2012—2021 年，宁夏枸杞原浆主要销售到的国家（地区）为中国台湾、美国、日本、韩国、英国、德国、加拿大和荷兰等。其中，美国是枸杞原浆购买的第一大国，其次是荷兰、德国和中国台湾。美国、日本、韩国、英国、德国和加拿大等国家都有连续 10 年的销售到的记录。此外，随着枸杞原浆在海外知名度的逐年提升，越来越多的国家将枸杞原浆列入其滋补品进口清单，比如比利时、捷克、以色列和马来西亚等国近 10 年内有超过 4 次进口宁夏枸杞原浆。

在国内市场方面，截至2022年，全国枸杞原浆生产企业已达到200余家，年产量达到13 000余吨，宁夏的生产线有30余条，年生产枸杞原浆能力达到1万吨左右。目前市面上比较畅销的枸杞原浆品牌繁多，例如，沃福百瑞、百瑞源、早康、杞滋堂、杞里乡等，销量持续增长，市场接受度较高。枸杞原浆是一种非常有营养的滋补品，常被人们用于保健。随着人们对健康的关注和需求的不断提高，枸杞原浆市场前景广阔。

第三节　经验总结及前景展望

一、成果转化经验

枸杞原浆常温保鲜工艺的研发成功地突破了枸杞深加工产业的一大瓶颈。这个创新让枸杞深加工产品以更加多元化的形态出现在消费市场，并畅销北美、欧盟、东南亚、澳大利亚等多个国家和地区。此外，在生产设备升级方面，枸杞籽分离设备、杀菌设备和无菌灌装设备的研发使用提升了枸杞原浆的产能，从而使生产线实现了全自动化。沃福百瑞公司立足于开拓国际市场，致力于建立和完善高标准的生产体系。与国内同行业企业进行差异化竞争，以科技创新为动力深度挖掘枸杞功效成分，高度重视枸杞深加工产品的新品研发和技术创新。同时，依托“宁夏枸杞工程院”“宁夏枸杞深加工工程技术研究中心”和“宁夏枸杞深加工关键技术创新团队”等创新平台和团队优势，沃福百瑞公司坚定走产学研融合的发展之路，围绕深加工产品进行了多项专业技术攻关和研发。

二、成果转化机制

从供给端来看，沃福百瑞公司的主营产品枸杞拥有悠久的历史文化、所处区位宁夏素有“中国枸杞之乡”的美誉，出于企业产业链供应链延伸、枸杞深加工产品技术突破等多方面原因，对枸杞原浆的生产技术有所需求。从需求端来看，在后疫情时代大众的滋补养生意识不断提高，年轻一代消费者的生活习性使其不满足于枸杞干果的传统食用方法，对液态枸杞这一新产品富有兴趣。因此，在政府主导相关制度和市场中介提供相关服务的双重保障下，企业与科研机构合作，开展枸杞原浆生产所需技术的研发，研究单位完成成果后将技术成果以商品形式授予企业；企业通过一系列加工生产，将该技术转化为真正的，可用于市场销售的新产品——枸杞原浆，并将其出售给消费者，枸杞原浆科技成果转化机制由此形成。

三、前景展望

根据中国知网相关资料检索发现，2018—2022 年关于枸杞汁相关科研文献有 30 余篇，极大地推动了枸杞原浆生产工艺的提升和销售推广。在科学技术助力下，枸杞原浆常温保鲜技术的攻克不仅使鲜枸杞中的营养成分完美保留，而且将新产品、新消费方式推向市场，满足了消费者的多层次需求。如今，“枸杞原浆常温保鲜技术”已被应用于行业内多家公司，随着人们对枸杞产品质量要求的提高和年轻一代消费者滋补养生观念的增强，枸杞原浆的未来将无限可期。

2016 年中共中央、国务院颁布的《“健康中国 2030”规划纲要》，2017 年科技部颁发的《“十三五”健康产业科技创新专项规划》，2019 年中共中央、国务院颁布的《关于深化改革加强食品安全工作的意见》等政策文件都在持续规范大健康行业的发展。此外，中式滋补市场近几年增速迅猛，据《2020 年中式养生行业洞察报告》显示，近六成受访者表示疫情后自己对中式滋补的关注度、信任度明显提高，线上传统滋补消费市场近 3 年规模加速增长，呈现年轻化趋势，其中增强免疫力、祛湿、改善气血等功效的相关滋补品最受欢迎。艾媒咨询数据显示，最受消费者喜爱的前三类养生方式为食补、膳食补充剂、运动健身，占比分别为 57.8%、48.6%、35.3%。养生热潮崛起的背后，是当代年轻群体养生理念的觉醒，《2017—2022 中国健康养生行业市场发展现状及投资前景预测报告》显示，当前我国健康养生市场规模已超过万亿元，其中，18~35 岁的年轻人群占比高达

83.7%。无论从宏观环境方面还是新滋补品种类优势方面，枸杞原浆均具备发展前景与优势。

目前来看，国内枸杞饮品市场还未完全打开，很多新的加工技术还未完全应用于产品开发，产品的知名度、认可度还需进一步提升。另一方面，部分企业存在低价竞争销售，产品质量参差不齐的问题，严重影响行业发展。为促进产业健康发展，建议从供给端和需求端两方面着手发力。

（一）供给端发力，提高产品品质及知名度

从企业层面而言，为保障枸杞原浆食品安全、迎合消费者多样化的消费需求，应从供给端发力提高产品品质、扩大产品市场。首先，在产业链上游，要重视大型种植基地的建设。可通过自建枸杞原材料生产基地的方式从源头把控枸杞鲜果质量，降低采购成本；根据需求拓展枸杞种植基地，培育和引进优质枸杞品种，邀请技术专家进行枸杞种植专项指导，或与产业内各大企业进行枸杞种植经验交流，从而提升枸杞种植水平，从源头保证枸杞原浆的品质。其次，在产业链中游，要加大产品研发力度和科技成果转化力度，使企业充分发挥成果转化主体的职能。企业需及时掌握现有市场需求、挖掘潜在市场需求，积极主动地转化科技成果并应用于市场。另外，要根据市场需要及时更新升级研发技术和生产设备，在产品品质、包装、风味等方面不断创新。

在产业链下游，应打通线上、线下全方位营销渠道，以精准对接消费，一是采用“线上推广＋线下铺货”的营销模式，线上通过公众号运营、微视频发布、直播带货、“大V”宣传等方式进行品牌推广，并在天猫、京东等各大电商购物平台上架产品，用消费者更喜欢的方式与其对话。线下通过与各大商超、果蔬便利店、特产专卖店、餐饮企业、酒店、KTV等各大场所合作，全渠道铺货，使产品接触更多消费者，为其动销提供保障。二是可以借助多样化的媒体手段，展现枸杞原浆生产加工全过程，以增强消费者对产品安全性的了解；也可利用在大型公共场所设立广告牌等手段宣传枸杞原浆，提高产品知名度。三是积极利用"世博会"（世界博览会）、"中阿博览会"（中国与阿拉伯国家展览会）、"枸杞产业博览会"等大型交易推广平台，增强产品知名度。

从政府监管层面而言，一是加强市场监管，杜绝低质、低价、跟风商品影响市场、误导消费，破坏市场规则。二是制定枸杞原浆等产品的质量标准，规定枸杞鲜果原料使用、可溶性固形物等质量指标要求，加大监管检查力度，规范企业生产加工管理，抵制低质、低价产品恶性竞争，以高品质的鲜枸杞原浆供应市场，引领鲜枸杞原浆新品类持续、稳定、健康发展。

（二）结合市场需求，打造多样化产品营销形态

在科技成果研发转化方面，需要建立以需求为导向的科技成果转化资源集聚机制，以便企业可以及时、准确地把握市场需求，有针对性地进行科技成果研发与转化，并大力发展精深加工产品，全面推进现代枸杞产业高质量发展。在后疫情时代，居民更注重自身免疫力的提高，因此养生滋补食品受到消费者的青睐。枸杞相关企业可充分利用研发资金，并加大研发力度，以中医药学、营养学等基础研究为引领，探索枸杞更多的内在功能价值和有效成分，从而开发更多新产品、新工艺和新技术。

在产品销售与推广方面，需要从需求端抓住枸杞原浆市场发展的新机遇，针对不同消费群体打造多样化营销形态。例如，对于女性消费者，枸杞原浆美容养颜的效果可助其养护肌肤、修护受损发质；对于老年群体，枸杞原浆有助于安神安眠、护肝明目、延缓衰老；对于上班族，枸杞原浆可以发挥滋补气血、补肝补肾、缓解疲劳的功能。不同消费群体对枸杞原浆有着不同的需求，甚至在某些场合，枸杞原浆已从一杯饮料变为一种"社交货币"。因此，相关企业应该抓住不同消费者的偏好，打造多种形态的产品，并进行多品类延伸。

思考练习题：

1. 请简述枸杞原汁常温保鲜技术的研究历程和关键技术突破。

2. 枸杞原汁生产的关键设备有哪些？请简述它们的作用。

3. 请简述枸杞原汁保鲜工艺的流程。

4. 请简要介绍“枸杞原汁常温保鲜技术”的特点和优势。

5. 列举团队在生产设备研发方面取得的显著成效。

6. 枸杞原浆在国际市场上的出口情况如何？请列举至少两个主要出口国家及其出口数量和金额。

7. 沃福百瑞公司的创新让枸杞深加工产品更多元化，这一创新给消费市场带来了哪些影响？

8. 如何让枸杞原浆的未来无限可期？

9. 政府应如何加强监管，促进枸杞原浆等产品的发展？

第七章 “枸杞籽油”提取技术研发与转化

枸杞籽油是枸杞籽的萃取物，含有大量营养成分和生物活性物质，富含亚油酸、亚麻酸、维生素 E 等多种功效成分，食用和药用价值较高。宁夏沃福百瑞枸杞产业股份有限公司（以下简称“沃福百瑞公司”）经过一年多技术攻关，克服了传统枸杞籽油提取工艺的弊端，采用超临界 CO_2 萃取技术成功研制提取枸杞籽油，实现了常温下对枸杞籽油的萃取，技术水平处于国内外领先，填补了国内外该项技术的空白。

第一节 技术攻关与转化应用

枸杞籽是枸杞原汁加工的副产品，干果中含籽 15%~20%，鲜果中含籽 2%~3%。枸杞籽中含有果肉中没有的有效生物活性物质。枸杞籽油含有多种脂肪酸、微量元素和生物活性成分，其中，棕榈酸占 7%、亚油酸占 68.3%、油酸占 19.1%、γ- 亚麻酸占 2.8%。此外，它还含有 271.4 μg/g 的维生素 E。采用超临界 CO_2 萃取技术能够将枸杞籽中 95% 以上的油提取出来。

这种方法操作在常温、无氧条件下进行，可防止提取的有效成分氧化变性。同时，产品纯度高、活性强、无污染，质量稳定，且无溶剂残留，安全可靠。枸杞籽油是一种优良的医疗保健用油，能够降低血浆胆固醇比例、减少血管壁胆固醇含量，预防高血脂及动脉粥样硬化症，减缓皮肤衰老速度，增强皮肤水合功能，具有养颜护肤和美白作用。因此，它已经广泛应用于保健品和化妆品领域，并深受广大消费者喜爱。

一、技术攻关

传统的枸杞籽油提取方法主要包括压榨法和有机溶剂萃取法。这些方法虽然有一定优点，但是存在明显的缺点，如产品质量较差、纯度较低、溶剂残留和异味等问题，这些问题影响了枸杞籽油的推广和应用。1996 年，国家正在推行超临界流体萃取、超滤膜分离、冷冻升华干燥等高新技术。潘泰安研发团队抓住了政策机遇，积极申报项目并争取资金支持。他们购买了一套“1+5”小型设备，并采用液态 CO_2 萃取技术。经过一组组正交试验和对比分析，在综合掌握物料细度、萃取釜、分离釜和精馏柱的压力、温度、流量等工艺技术条件后，最终研发出了一种超临界 CO_2 萃取技术，成功实现了常温下的枸杞籽油萃取。这种方法保留了枸杞籽中高级不饱和脂肪酸的含量和内在品质，提取的枸杞籽油澄清透明，产品纯度高，质量好，提取率高，且无溶剂残留。

表 7–1　枸杞籽油不同提取工艺的优缺点对比

提取工艺	优点	缺点
传统压榨法	投资少、工艺简单、操作方便、无化学污染、易于实现工业生产	成品油的品质较低、油脂加工后的饼粕中的蛋白质会产生变性
有机溶剂浸出法	油脂收率高、毛油质量高、干粕残油率低、粗蛋白变性小	溶剂易残留，存在安全隐患；不饱和脂肪酸易分解；油脂纯度低、有异味

续表

提取工艺	优点	缺点
超临界 CO_2 萃取法	在接近室温（35~45 ℃）及 CO_2 气体笼罩下提取；CO_2 萃取过程中不发生反应，安全性好；无溶剂残留，无污染；CO_2 纯度高，生产过程中可循环使用，成本较低；操作范围广，便于调节；油脂纯度高，色泽好	操作压力高，设备一次性投入大；超临界 CO_2 萃取性能的普适性不高，只适用于非极性或弱极性化合物提取

二、实施过程

潘泰安研发团队从以下 5 个方面开展了超临界 CO_2 萃取枸杞籽油的技术研究：一是确定枸杞籽破碎细度对出油率的影响。枸杞籽油从枸杞种子细胞中提取，枸杞籽细胞被破坏得越彻底，内部油脂就越容易溶出。如表 7–2 所示，枸杞籽破碎得越细，出油率越高，但破碎细度超过 60 目，则很难进行筛分。潘泰安研发团队采用剪切式粉碎机，每粉碎一次过筛一次，最终确定粉碎细度达 60 目出油率达 16.7%。二是确定萃取压力对出油率的影响。当温度、流量恒定时，压力增大，超临界 CO_2 密度增大，枸杞籽油在 CO_2 中的溶解度增加。当压力接近 CO_2 超临界点（临界压力为 7.5 MPa）时，枸杞籽出油率很低。当压力超过 20 MPa 时，可以提取出 90% 以上的枸杞籽油，若继续提高压力，则出油率增加不明显，当压力为 40 MPa 时，出油率虽可达 96.1%，但油质浑浊、纯度低。根据试验结果，选定最佳萃取压力为 25 MPa~30 MPa。三是确定萃取温度对出油率的影响。在不同的压力范围内，枸杞籽油在超临界 CO_2 中的溶解度受温度的影响而有所不同。压力大时，超临界 CO_2 密度高，可压缩性小。当温度升高时，超临 CO_2 临界密度降低幅度较小，但待分离组分的蒸气压和扩散系数大大提高，从而提高了溶解度；相反，在超临界 CO_2 临界点附近，即压力较低时，超临界 CO_2 的可压缩性大，温度升高时，超临界 CO_2 密度急剧下降，此时虽可提高分离组分的挥

表 7–2　枸杞籽破碎细度对提取率的影响

过筛数 / 目	枸杞籽重 /kg	得油 /kg	出油率 /%
粗破碎未过筛	2	0.22	11.1
20	2	0.26	13.0
40	2	0.29	14.3
60	2	0.33	16.7

发度和扩散系数，但难以补偿 CO_2 密度降低导致的溶解度下降。在 26 MPa 的压力下，温度对枸杞籽的出油率影响不大，枸杞籽出油率均在 90% 以上，生产中选用 35~45 ℃较好。四是确定超临界 CO_2 流量对出油率的影响。流量越大，枸杞籽出油率越高，但流量过大不利于枸杞籽油和 CO_2 在分离器中进行分离，最终试验表明，选用 40 kg/h 的流量进行生产较为合适。五是确定萃取时间对出油率的影响。通常在流量一定的情况下，萃取时间越长，枸杞籽出油率越高。随着萃取时间的延长，枸杞籽油的萃取率逐渐升高，萃取 1 h 的效率可达 76.5%，萃取 2 h 可达 88.2%，萃取 3 h 则高达 94.7%，继续延长时间，萃取效率变化不明显，所以在生产中可以使用 3 h 萃取时间。

潘泰安研发团队研究了枸杞籽不同破碎细度、萃取压力、温度、流量和时间对枸杞籽出油率及油品质的影响，确定将有效地将枸杞籽中的油萃取出来，可以采用超临界 CO_2 萃取技术。在破碎细度不超过 60 目的前提下，枸杞籽破碎得越细，出油率越高，萃取压力 25 MPa~30 MPa，温度 35~45 ℃，流量 40 kg/h，时间 3 h，枸杞籽油的提取率 >94%。

二、工艺流程

枸杞籽经过筛选除杂后进行粉碎。接着进行 40~60 目的筛选，将筛选后的材料装入萃取罐，并固定。气态 CO_2 通过气体净化器进入制冷槽，进行液化。然后，将液态 CO_2 通过高压泵、混合器和净化器打入萃取罐，升压至预定值，以变成超临界流体。此时，材料就会在萃取罐中提取。当溶有被萃物的液体从萃取罐中进入分离系统减压后，由于 CO_2 的溶解力降低，萃取油与 CO_2 离。萃取油从分离器底部流出，CO_2 从分离器上方通过净化器进入制冷槽液化，循环使用。

第二节　成果与应用

一、研发成果

1996 年，沃福百瑞公司开始进行超临界 CO_2 萃取枸杞籽油的技术研究，并于 1997 年研发成功。

2000 年，枸杞深加工方法（枸杞籽油、枸杞多糖、枸杞全粉）获得第九届中国专利新技术新产品博览会金奖，并在期刊《宁夏大学学报》发表学术论文。

2001 年，超临界 CO_2 萃取枸杞籽油等产品开发的研究荣获宁夏回族自治区科技进步奖三等奖。

2002 年，枸杞中高效提取枸杞多糖和枸杞籽油获国家重点新产品证书（项目证书编号：2002ED880008）。

2003 年，“超临界 CO_2 萃取枸杞籽油生产方法”获得国家发明专利，专利号为 ZL 99106579.4。

二、应用领域

枸杞籽油是一种营养价值高、具有药用和保健作用的油，拥有广泛的应用和开发价值。它可以用于保健食品、化妆品、医药、食品添加剂以及饮料营养补充剂等领域，可以说在多个领域都有着重要的作用和地位。

（一）医疗保健领域的作用和应用

枸杞籽油富含不饱和脂肪酸，其中包括亚麻酸和亚油酸。研究表明，人体吸收枸杞籽油后，这些脂肪酸能够剥离血管壁的胆固醇，增加血管壁的弹性，并有效预防心脑血管疾病，因此被誉为“血管清道夫”。亚麻酸对防治心脑血管疾病及高血脂有很好的效果，特别是对动脉粥样硬化的消退和抗血栓有较好的疗效；亚油酸对心脏病、动脉硬化、肥胖症、糖尿病、高血压等的预防和辅助治疗有一定功效，并有利于婴儿大脑和幼儿心脏发育及组织细胞生长发育。此外，枸杞籽油还富含多种维生素，其中维生素 E 含量为 42.02 mg/100 g，具有抗衰老、预防心血管疾病等功效。

随着超临界 CO_2 萃取枸杞籽油技术的推广应用，越来越多的枸杞企业积极进行枸杞籽油保健品开发，以提高枸杞深加工产品的附加值。例如，沃福百瑞公司和宁夏枸杞工程院将枸杞籽油与亚麻籽油复配开发的“沃福百瑞牌枸杞籽油亚麻籽油软软丸”，具有增强免疫力的保健功效，并通过国家市场监督管理总局注册为保健食品。“百瑞源籽油软胶囊”和“杞明牌枸杞籽油胶丸”也具有辅助降血脂、缓解体力疲劳的保健功效，适用于血脂偏高者和易疲劳者。

枸杞籽油不仅具有丰富的营养价值，而且具有很好的保健功效，越来越受到人们的关注和喜爱。

（二）化妆品领域的作用和应用

枸杞籽油中富含 SOD（超氧化物歧化酶），每克含量高达 84 390 IU（IU 为国际单位），可以有效清除生物氧化反应产生的阴离子，保护细胞免受损害。在抗衰老和护肤养颜方面，枸杞籽油具有重要的应用价值。此外，枸杞籽油中还含有铜、锰、锌等元素，这些元素是 SOD 活性基团的重要组成部分，有助于维持体内自由基清除剂的质量和数量，起到抗衰老作用。枸杞籽油还有助于保护和调理视网膜细胞，可缓解用眼过度、青光眼、白内障等眼部问题，具有明目和养颜的效果。

为了拓展枸杞籽油在化妆品领域的应用，沃福百瑞公司积极对接全球领先的精油品牌 Youngliving，将枸杞籽油出口给其供应商。从沃福百瑞出口的枸杞籽油主要用于制作护肤养颜的精油产品。此外，沃福百瑞公司还充分利用枸杞籽油抗衰老的功效，自主开发了枸杞精油面膜，以拓展枸杞籽油在化妆品领域的应用。

三、市场前景

1998 年，沃福百瑞公司首批 200 kg 订单将枸杞籽油出口至美国，成为国际市场上第一个实现枸杞籽油工业化生产和产品出口的企业。随着时间的推移，出口量逐年增加，累计创汇 1 000 多万美元。目前，宁夏枸杞籽油主要销售到美国、日本、德国、加拿大、中国台湾、中国香港等地。2009—2015 年，宁夏枸杞籽油累计出口量约为 700 kg，随后在 2016—2019 年，出口量逐年上升。2020—2021 年，枸杞籽油出口量和价值同步增长，从 340 kg 增至 540 kg，平均单价从 187.61 美元 /kg 增至 253.88 美元 /kg。尽管受到中美经贸摩擦和全球新冠疫情等不利影响，宁夏枸杞籽油的出口量仍然实现了逆势增长。

在国内市场方面，2022 年枸杞籽油年产量达 7 t，销售量为 3.85 t，年营业额为 600 万元。在国家市场监督管理总局特殊食品信息平台查询中，国内注册以枸杞籽油为主要成分的保健食品共有 4 种，分别是沃福百瑞牌枸杞籽油亚麻籽油软软丸、百瑞源籽油软胶囊、杞明牌枸杞籽油胶丸和西部行 R 枸杞籽油西洋参软胶囊。随着国民健康意识的提高，枸杞籽油在国内保健品市场上的销售前景也持续看好。

第三节 成果总结与前景展望

一、成果总结

沃福百瑞公司积极打造“技术+平台”双轮驱动的创新生态，在枸杞籽油的科研方面取得以下几方面收获。

一是在技术创新方面，成功采用超临界 CO_2 萃取技术提取枸杞籽油，推动枸杞籽油生产实现科学化、规范化及标准化，使得枸杞利用率得以提高。公司坚持以市场为导向，向科技创新要动力，积极进行工艺技术的研发和加大生产设备的投入，同时引进高端人才，不断加大对公司内部的投资，生产的产品远销海内外地区。先后与江南大学合作，研发出高抗氧化性枸杞浓浆、高活性枸杞玉米黄质；与中国中医药研究院合作，研发出具有提高人体免疫力和抗氧化功能的枸杞保健饮料、枸杞保健油丸；与内蒙古农业大学合作，研发出枸杞益生菌含片、益生菌饮料、富硒枸杞等。加强国际科技合作，与美国阳光生物研究中心共同开展枸杞多糖提高免疫力和细胞修复研究达到基因工程水平，取得新的突破。

二是沃福百瑞公司积极参加国内外各类展会，如枸杞籽油的出口就源于 1996 年参加的高新技术产品展览会，之后参加全国糖酒商品交易会、科隆世界食品博览会等多项展会，开拓了国内外市场。

三是及时推出贴近目标群体消费习惯的产品。目前的消费群体更加关注食品或保健品食用的便捷性、成分的纯粹性以及产品的安全性。沃福百瑞公司充分挖掘主要消费群体的需求，推出枸杞籽油凝胶糖果、枸杞籽油叶黄素凝胶糖果等产品，实现了产品便捷性和安全性相统一。

四是“超临界 CO_2 萃取枸杞籽油生产方法”为沃福百瑞公司首创，政府充分尊重科研机构和企业的知识产权和成果转化制度，并授予该技术发明专利，保护沃福百瑞公司知识产权。

二、前景展望

根据中国知网相关资料检索发现，2010—2022 年，共有 30 余篇关于枸杞籽油的科研文献，这些文献极大地推动了枸杞籽油提取工艺的发展和销量提升。枸杞籽油具有很好的营养保健价值，主要应用在保健食品、特殊膳食食品和化妆品领域，具有良好的发展前景。

然而，目前来看，枸杞籽油产品品种少、档次低、市场销售体量小等问题仍然存在，枸杞企业主要进行出口贸易，国内枸杞籽油市场还未完全打开。近年来，国内外对枸杞籽油产品需求量不断增加，加上国内消费者生活水平不断提高，枸杞企业需要进一步加大研究开发力度，加快产品的多元化发展，以提高产品质量和附加值，降低生产成本，获得更大的经济效益。

（一）强化枸杞籽油对枸杞全产业链延伸的价值

枸杞籽油是一种加工资源丰富的产品，其开发价值和市场前景巨大。枸杞浆果中含籽率约为 3%，加工 1 t 鲜果可得约 30 kg 枸杞籽，可提取 4.8 kg 的枸杞籽油。据称，其国际市场售价为每千克 0.15 万元左右。即使仅利用工业副产品枸杞籽加工 1 t 枸杞鲜果，也可实现增值 0.72 万元左右。然而，目前枸杞籽油的资源开发利用并不理想，因此政府、科研机构和企业都应该重视枸杞深加工产业链的延伸，提升技术水平和配套能力。另外，可以由龙头企业统一进行回收再开发利用，以提升枸杞的附加值。这样可以更好地利用枸杞资源，促进枸杞深加工产业链的发展。

（二）加强产品研发力度，扩大多领域市场应用

为了满足用户需求升级和国内外市场开拓的需要，行业内的主流趋势是加大科技投入和产品开发力度，研究市场需求并调整产品结构。因此，企业需要在一方面加强对枸杞籽油相关产品的研发，不断提升产品创新能力和品质水平，扩大其在保健食品、特殊膳食食品、药品、化妆品等领域的市场应用。另一方面，应与本地及外地相关企业加强合作，共同推进枸杞籽油产品的应用范围，以满足不断增长的用户需求。

（三）加大枸杞籽油的市场宣传，提升消费者的认知度

虽然枸杞籽油具有预防心血管疾病、美白淡斑、明目养颜、抗疲劳、助眠等多种功效，但是许多消费者对其并不了解，甚至有相当一部分人不知道这种产品的存在，这表明枸杞籽油产品的宣传工作需要更加到位。为了让消费者更好地了解并认可该产品，枸杞企业应该适当加大广告投放力度，并通过各种渠道宣传枸杞籽油的功效。只有提高消费者对枸杞籽油的认知度，枸杞企业才能使该产品成为国内保健品市场上的热销产品，进一步扩大市场占有率。

思考练习题：

1. 枸杞籽油含有哪些脂肪酸和微量元素？它还含有哪种维生素？

2. 传统的枸杞籽油提取方法有哪些缺点？超临界 CO_2 萃取技术的优点是什么？

3. 超临界 CO_2 萃取枸杞籽油的最佳萃取条件是什么？

4. 沃福百瑞公司的创新让枸杞深加工产品更多元化，这一创新给消费市场带来了哪些影响？

5. 如何让枸杞原浆的未来无限可期？

6. 政府应如何加强监管，促进枸杞原浆等产品的发展？

7. 沃福百瑞公司成功采用超临界 CO_2 萃取技术提取枸杞籽油，这一技术对枸杞深加工产业链的发展有什么影响？

8. 沃福百瑞公司推出了贴近目标群体消费习惯的枸杞籽油、凝胶糖果等产品，这种做法有什么好处？

9. 如何提升消费者对枸杞籽油的认知度？

第八章　枸杞糖肽及枸杞多糖的科学研究

枸杞糖肽是一种多肽类物质，由枸杞多糖经过进一步分离纯化而得。该物质具有多种有益的生物学功效，在科学研究领域得到广泛的应用。宁夏天仁枸杞生物科技股份有限公司（以下简称“天仁枸杞”）开创了独家的枸杞糖肽转化技术，实现了枸杞糖肽的工业化生产。天仁枸杞利用这一技术开发了枸杞糖肽原料、压片糖果、固体饮料、特殊膳食等多种产品，并将其推向市场，取得了一定的应用成效。

枸杞糖肽的研究起源于中国科学院上海有机化学研究所，经过多年的研究和试验，科学家逐步分离提取得到了枸杞糖肽，并发现其具有调节人体免疫系统、保护神经、抗氧化、抗衰老等多种作用。为了深入研究和应用枸杞糖肽，天仁枸杞成立了宁夏中宁枸杞（天仁）院士工作站，该工作站依托苏国辉院士团队和多个知名的科研机构和高校，如中国科学院、暨南大学、宁夏医科大学和爱尔眼科集团等，长期致力于枸杞糖肽的研究和应用。在研究过程中，他们发现枸杞糖肽对视网膜细胞有神经保护作用，并首次揭示了枸杞糖肽减少抑郁和焦虑的神经保护机制。为推动枸杞糖肽在医药、食品、化妆品等领域的应用，工作站建立了良好的服务与合作机制，为对枸杞研究产生浓厚兴趣的国内外研究团队提供科研和转化支撑。随着人们对枸杞糖肽的认识和了解不断深入，其应用也越来越广泛，被用于探索多种适应证，开发多样化产品，在市场应用方面取得了良好的效果。

第一节　技术攻关与转化过程

一、技术攻关背景

枸杞糖肽是从枸杞多糖中进一步分离纯化得到的糖缀合物。目前认为它有 5 种组分，分别是 LbGp 1~LbGp 5。这种糖肽分子量在 2 万 ~22 万 u，其多糖链和肽链通过共价氧键结合。由于其独特的三维构型，枸杞糖肽具有较高的活性。

天仁枸杞位于中国宁夏回族自治区中宁县，而中宁县是世界枸杞的发源地和正宗原产地。天仁枸杞也是中国枸杞主产区和新品种选育、新科技研究推广企业。中宁县具有600余年的枸杞栽种历史，并被国务院命名为“中国枸杞之乡”，当地拥有丰富的枸杞资源优势。

自 1985 年起，中国科学院上海有机化学研究所的田庚元研究员开始从枸杞中提取糖蛋白，以应宁夏医科大学的科研问题为切入点，进行了长期、系统地研究和探索。在这个过程中，他们从枸杞子中分离出了 5 种糖缀合物，命名为“枸杞糖肽”（Lycium Barbarum GlycoPeptide，LbGp），并对这 5 种糖缀合物进行了分离和纯化。

由于多糖和糖缀合物的结构测定存在困难，如寡糖和多糖的立体结构、结构与功能的关系、寡糖是否是多糖发挥药理作用的最小单位、是否就是多糖的活性片段等问题均未得到阐明。然而，田庚元团队的分离提取工作提供了化学结构明确的枸杞糖肽，为后续的研究奠定了基础。在分离、纯化和结构确定的基础上，他们开展了活性和作用机理的研究，并在分子水平上阐明了这些天然免疫调节剂的药理作用以及结构与功能之间的关系。

此外，这项工作对于研制具有中国特色并符合国际规范的新药具有重要的指导意义和现实可能性。

上海有机化学研究所最近验证了枸杞糖肽的活性，并积极联系药理、临床试验机构，合作发现枸杞糖肽在免疫、心血管、肝癌等方面具有应用效果。这项关于枸杞糖肽的研究，仅在上海有机化学研究所的硕士和博士论文中就有十余篇，再加上早期十几年的研究，共形成国内、国际论文近百篇。这些论文为后续的研究奠定了坚实的基础。

二、实施过程

天仁枸杞与中国科学院上海有机化学研究所签订了独家转让协议，旨在将枸杞糖肽这一科学新技术应用于人类健康，促进中宁枸杞的市场开拓。在宁夏中宁县，天仁枸杞投资 1.5 亿元建立了枸杞糖肽提取工厂，依托当地枸杞资源的优势。天仁枸杞负责整个项目的协调、统筹、生产线的建立和相关产品的申报工作；中国科学院上海有机化学研究所负责枸杞糖肽的工业化生产工艺和质量标准的建立，并指导宁夏天仁投资控股集团工作人员在生产线上的工艺操作。双方共同对项目进展和关键技术进行总结讨论。天仁枸杞与上海有机所吕龙研究员、江艳高级工程师领导的研究团队一道，首创了绿色无公害、无醇提取的新工艺。在该工艺中，采用了超高速沉降物理分离技术、先进的陶瓷膜、超滤膜以及纳滤膜等综合膜分离技术，结合高效的真空冷冻干燥技术等一系列尖端工艺，成功精确提取出了枸杞保健功效中的关键因子——枸杞糖肽。该工艺使枸杞糖肽在生产过程中处于低温状态，确保了高生物活性。

三、科研转化

为了满足产业需求，也是长期关注枸杞的科学家们的努力方向，需要系统、清晰地阐释枸杞的物质基础与功效并开发枸杞功效成分。为了准确找到枸杞糖肽的应用场景并推广其使用，天仁枸杞不断地寻求与科研院所和科学家的合作。

苏国辉院士团队长期致力于视网膜保护与损伤的研究，同时关注枸杞的清肝明目功效。在人类寿命增加、疾病高发、有效干预手段紧缺的背景下，苏国辉院士领衔暨南大学、中国科学院上海有机所、中国科学院华南植物园、德国夏洛蒂医科大学、北方民族大学、天仁枸杞等多家机构共同建立了“宁夏中宁枸杞（天仁）院士工作站”（以下简称“工作站”）。该工作站采用“兴趣驱动、专利共有”的模式，通过科学课题、科研项目和共同创业等方式深度绑定，展开一系列科学研究和技术攻关，致力于探究枸杞功效物质在抑郁症、学习记忆功能、眼部疾病等方面的作用机理。围绕基础医学机理的研究，工作站产生了大量研究成果，并在持续探索枸杞活性物质的用武之处时不断推进着枸杞研究的边界。该工作站已经引起了科学家、企业以及投资者的关注。

在苏国辉院士的倡导和多位科学家的努力下，该工作站已建立起成熟稳定的枸杞糖肽生产提取线，并向各大科研院所和高等院校提供科研级枸杞糖肽原料。工作站以推进宁夏枸杞特色产业发展为宗旨，不断推进枸杞糖肽科技成果研究和枸杞糖肽系列产品转化。工作站陆续吸引了国内外顶尖团队开展宁夏枸杞研究和应用转化。其中，院士和其他相关领域专家超过 30 位，已直接开展研究合作的院士包括钟南山院士、高福院士和杨正林院士。此外，还有 20 位以上的合作教授和副教授参与了研究工作。

（一）对眼科疾病研究及产品转化

2019 年开始，工作站与中山眼科中心、爱尔眼科集团、兴齐眼药签订协议，开始研究枸杞糖肽在眼科疾病中的应用，并开发相应的眼科产品。其中与爱尔眼科集团合作开展了三项枸杞糖肽研究，分别是“枸杞糖肽在青光眼中的应用”“枸杞糖肽在视网膜色素变性中的应用”和“枸杞糖肽在干眼症中的应用”。截至 2022 年，初步确定了枸杞糖肽的用途，并发表了 2 篇 SCI 论文和 3 篇硕士结业论文，申请了 3 项国内发明专利。目前研发团队正在完善基础研究，进行了眼药水、生物制剂等剂型的开发，其中部分研究得到了宁夏“十三五”重大科技项目“枸杞功效的重大基础研究及功能产品研发”项目的支持。

天仁枸杞将枸杞制成了“Viso 枸杞糖肽片”。这种产品已经获得了市场监督管理部门的批准并获得了生产许可证，被归类为食品－糖果制品。这种产品还获得了商务部门的批准，并取得了“对外贸易经营者备案登记表”，银川海关批准取得了“出口食品生产企业备案证明”，备案品种为枸杞糖肽片（压片糖果），并获得了“报关单位注册登记证书”，享受出口退税税收优惠政策。目前，这种产品由香港 Gojitech 公司运营，取代了在香港销售近 20 年的枸杞多糖保健品，销售额连续 3 年增长。

（二）缓解抑郁症研究

自 2019 年开始，工作站与暨南大学、广州医科大学附属脑科医院和上海市精神卫生中心合作，开展了枸杞糖肽用于情绪障碍研究。进行了三项动物试验，以及抑郁症患者和高危人群的临床试验，并在美国 ClinicalTrials 临床试验网站上注册。经过两年多的努力，2021 年 1 月试验完成后，引起了媒体的广泛关注。

枸杞糖肽缓解抑郁症研究成果发表后，工作站接到了一些临床医生的咨询，由于很多患者由于长期受到疾病的折磨，导致情绪、精神方面出现问题，希望可以开发非药物产品。天仁枸杞和苏国辉院士及相关专家商量探讨后，一致同意以临床试验片为基础，进行产品转化，在中宁县市场监督管理局批准生产许可证范围内的“食品－糖果制品”，开发出了肽慕枸杞糖肽片。

（三）枸杞糖肽用于渐冻症及神经性疾病

2019 年起，工作站与四川省人民医院、四川省医学科学院、宁夏医科大学总医院、暨南大学，合作开展枸杞糖肽用于神经损伤与再生，具体疾病为渐冻症、帕金森病、脑卒中等，已完成初步药理研究，正在进行进一步试验。其中与宁夏医科大学总医院的合作的项目，受到宁夏科技厅 2022 年自治区重点研发计划“枸杞糖肽通过调控细胞微环境促进神经损伤修复的关键技术研发”支持。

2021 年，四川省医学科学院得到了枸杞糖肽对肌萎缩侧索硬化的治疗作用初步试验结果，其中一项研究数据对渐冻症基因小鼠寿命延长非常理想。

2022 年 6 月，工作站、四川省医学科学院以线上学术交流形式发布枸杞用于渐冻症最新研究成果，为渐冻症患者提供了一个新的思路。目前，工作站正在推动枸杞糖肽注册为渐冻症药物。

第二节　成果与应用

一、技术成效与公众影响

枸杞糖肽的相关研究成果陆续刊发于国内外学术刊物与媒体，受到了社会关注，不完全统计研究成果如下：

2022 年 2 月《科学通报》刊发枸杞糖肽清肝明目、理气通心的研究成果。

《中国神经再生研究（英文版）》杂志 2022 年 7 期发表文章《枸杞糖肽改善阈下抑郁症状临床试验中期结果分析》。

2021 年 10 月 6 日，《自然》杂志官网（www.nature.com）“焦点关注－中医药”特刊，刊发枸杞糖肽具有高效的抗炎症和神经保护效果。研究表明，枸杞糖肽可用于治疗不同类型眼病和精神障碍，口服枸杞糖肽可改善先天性发育障碍或后天损伤造成的视网膜缺陷，通过增强视网膜细胞保护与再生；枸杞糖肽有效缓解了相关的视觉功能障碍，同时枸杞糖肽对缓解情感障碍、对抑郁高危人群有干预作用。

枸杞糖肽用于治疗帕金森临床试验，得到初步实验结论，以行为学数据作为帕金森病状改善的最佳指标，通过爬杆试验、转棒试验和 CatWalk 步态分析，证明枸杞糖肽能够明显改善帕金森样运动障碍，包括改善运动协调能力、敏捷度、平衡保持能力、四肢使用及运动状态和保持步态的稳定性。正在进行第 2 阶段药理实验，申请国内专利 1 项，开展国际专利注册。此项研究成果，在 2022 年第五届枸杞产业博览会上发布。

2022 年 10 月世界中医药学会联合会、中药鉴定专业委员会第九届学术年会暨 2022 中医药数字化全球高峰论坛在澳门正式开幕，苏国辉院士作了《枸杞抗抑郁的动物和临床模型》的主旨演讲。工作站与中药质量研究国家重点实验室数字中心线上签约，通力协作，借助数字技术、立体标准和人工智能，协助枸杞中药材原料贸易、提升枸杞生产质量控制技术和质量保障。

枸杞作为传统中药，被证实具有抗炎特性并参与改善多种中枢神经系统疾病，包括帕金森病、渐冻症、视网膜疾病等。枸杞跨学科的研究，有望树立一个强有力的研究范式，对中医药进行科学验证。

二、市场应用

枸杞糖肽分离提取技术的攻克，标志着我国从中药中直接提取分子级结构的有效成分达到又一新水平。枸杞糖肽的规模化量产，不仅可以区别于现有的产品类别，使产业走一条差异化发展的道路，稳定持续的科研原料供应，有力支撑科学研究，长期持续深入揭示枸杞新的机理与应用领域，同样是枸杞深加工发展的必然选择。

枸杞糖肽关键技术得到攻克后，天仁枸杞积极建立枸杞糖肽及相关产品的生产线，批生产 100 kg 枸杞糖肽，填补了国内国际枸杞糖肽生产的空白。

第三节 启示与展望

落实精深加工是枸杞产业未来实现高质量的关键，也是实现现代化的有效途径。以宁夏为例，2010 年以来，枸杞加工转化率达 25%，综合产值达 210 亿元。产品群主要集中在滋补肾肝，免疫调节，抗疲劳，明目等方面，并涵盖了食品、饮料、化妆品、医药等领域。但目前枸杞的深加工和功效开发仍然存在品类单一、附加值较低、成果转化不畅、学术话语权缺失等问题。

工作站经过长达近十年的坎坷历程，从转化中国科学院专利技术稳定产出枸杞糖肽，到广泛科研合作与转化，逐步探索出了一条能够汇聚科研力量、产业力量的发展道路。但是我们仍然面临诸多问题，比如，人才的匮乏、枸杞功效的物质基础仍需进一步探索，枸杞在各类疾病应用中的共性机理仍然需要揭示，科研成果的产业转化力度不足，科研转化形成的供给侧产品依然不足，科研成果的转化程度不能满足人民日益增长的需求，枸杞产业发展仍然需要政府、科研机构、企业多方的共同协作。其中人才匮乏尤其制约了产业及企业的发展，在科研转化时，承载单位的团队，往往很难融入世界科学发展的大势，从而难以提高企业产品的附加值和竞争力。

枸杞作为宁夏特产，具有巨大的生态、经济和社会价值，对产业结构优化、农民增收及乡村振兴具有重要意义。一直以来，研究枸杞、提高枸杞产业科技成果转化率是科研人员的重要课题。工作站在“预防性给予枸杞糖肽缓解负性刺激诱发的抑郁症”的研究中，证实了枸杞提取物枸杞糖肽可改善抑郁症状等。这项研究在食品、健康等领域获得了广泛关注和高度肯定，打开了枸杞全新的科学用途和应用领域。这也证明，以营养价值、科学价值、市场价值为核心的枸杞功能性食品，能够适应人民健康需求变化，能够吸收最新科技创新成果，抢占市场制高点。枸杞行业的从业企业，更应注重枸杞功效的科学基础，用科技创新支撑枸杞新产品研发。

推进现代枸杞高质量发展，需要企业、学术界共同发力，加快枸杞基础研究的进程，在应用层面，推进如相关药品、保健食品、特膳特医食品、化妆品、饮品的不断问世，丰富精深加工产品产业链条，提升枸杞的全球知名度和国际影响力。

第四节　枸杞糖肽对视网膜的神经保护作用

视网膜是一个重要的组织，将外部光信息转换为电信号，传递到大脑产生视觉。许多常见的视网膜疾病，如视网膜色素变性、老年黄斑病变、青光眼等，会导致视网膜中神经元的退变和死亡，从而引起视觉传导障碍。严重时，这些疾病会导致失明，而目前临床上还没有有效的治疗方案。

传统中药枸杞具有清肝明目的功效。苏国辉团队十多年前开始关注枸杞提取物对视网膜退变小鼠、大鼠模型的治疗效果，发现枸杞多糖可以有效保护视网膜免受视神经损伤、缺血性损伤、急性和慢性高眼压损伤的影响。枸杞多糖还被证实可以有效保护感光细胞退变的转基因小鼠 rd10 和 rd1 两种动物模型的退变感光细胞。

苏国辉院士与香港理工大学联合开展的临床试验发现，枸杞多糖（LBP）可以减缓视网膜色素变性患者的视觉功能退变并保护视网膜神经元。枸杞多糖可以提高患者的视觉敏感度、视杆和视锥的群体对光反应以及视网膜黄斑区厚度，但对中央视野的敏感度保护作用不强。因此，需要进一步优化枸杞提取物的成分，或者补充其他药物来进行联合作用。

枸杞多糖肽（LbGP）是从枸杞多糖中进一步分离提取的具有免疫活性的糖蛋白，它具有一定的免疫调节效应，抗衰老、抗肿瘤和保护心肌缺氧性损伤等功效。徐颖课题组最近的研究发现，采用灌胃口服枸杞糖肽治疗感光细胞退变的小鼠后，可以明显提高退变小鼠的明暗辨别能力和分辨精细光栅的视敏度，视网膜对光反应也显著提高，感光细胞的存活率和结构也得到明显改善。进一步探索作用机制发现，枸杞糖肽可以有效抑制退变视网膜中胶质细胞的激活，表明枸杞糖肽可以有效抑制炎症。此外，联合使用木樨草素和枸杞糖肽的疗效更好。研究发现，联合用药对感光细胞退变的小鼠治疗效果更为突出，包括视觉行为、视网膜对光反应和感光细胞的存活率。抑制炎症的效果也更好。这提示，枸杞糖肽联合木樨草素可能可以更有效地治疗视网膜退行性疾病。因此，传统中药枸杞和枸杞提取物、枸杞多糖、枸杞多糖肽以及联合使用木樨草素和枸杞糖肽的应用前景在视网膜退行性疾病的治疗中有望得到更加广泛的应用。

第五节　枸杞糖肽在预防抑郁症中的作用与机制

抑郁症是一种常见的精神疾病，影响着全球约 16% 的人口，往往伴随着高自杀率风险。患者由多种核心症状组成，包括社交能力受损、快感缺乏、行为绝望和焦虑等。尽管科学对抑郁症的研究已经取得了重要进展，但目前大多数抑郁治疗药物仍然存在有效率相对较低、治疗起效时间较长、副作用大、停药后复发率高等不足。因此，迫切需要深入研究抑郁症的发生机制，并以此找到新的治疗策略。

研究表明，抑郁症与大脑炎症密切相关。抑郁患者死后大脑样本的研究中显示，炎症因子的基因表达水平显著增加。此外，在动物实验中，直接注射炎症因子（如干扰素 -α）或细菌内毒素脂多糖（LPS）可引起脑内炎症反应，且行为上可表现出抑郁样症状。选择性血清素再摄取抑制剂、血清素和去甲肾上腺素再摄取抑制剂等多种经典抗抑郁药物治疗后，可显著改善 LPS 诱发的脑内炎症反应并缓解抑郁样行为。综上所述，这些研究表明大脑炎症可能是抑郁症的重要发生机制。

作为一种常用的中草药，枸杞主要有效成分之一为枸杞糖肽。研究发现，枸杞糖肽有助于癌症治疗、延缓衰老以及免疫调节等多方面都具有良好的功效。而近年来研究发现，枸杞糖肽可通过其抗炎、抗氧化应激的特性，展现出对多种中枢神经系统疾病具有神经保护作用。然而，枸杞糖肽在抑郁症中的作用及其机制还不清楚。

外侧缰核（LHb）是一个高度保守的大脑核团，并在抑郁症的调节中起关键作用。大量研究表明，长期暴露于厌恶刺激诱发的抑郁样行为，其核心机制在于LHb中神经元异常电活动增加并伴随有小胶质细胞的炎性激活，抑制 LHb 神经元活动可以缓解抑郁样行为。然而，枸杞糖肽是否可以改善抑郁症状，降低 LHb 神经元异常电活动以及小胶质细胞炎性激活，这些问题仍需进一步研究。

本研究团队首次证明了枸杞糖肽能够改善长时程负性刺激引起的抑郁与焦虑行为，同时能够降低 LHb 神经元的异常电活动增加（如图 9-1 所示）。研究发现，在长时程负性刺激下，LHb 神经元异常电活动增加，而枸杞糖肽治疗则能够显著改善这种情况。此外，枸杞糖肽还能够显著降低长时程负性刺激引起的 LHb 内小胶质细胞炎性激动。这项成果已经发表在《中国神经再生研究（英文版）》上，为开发新型抗抑郁疗法提供了新的思路。

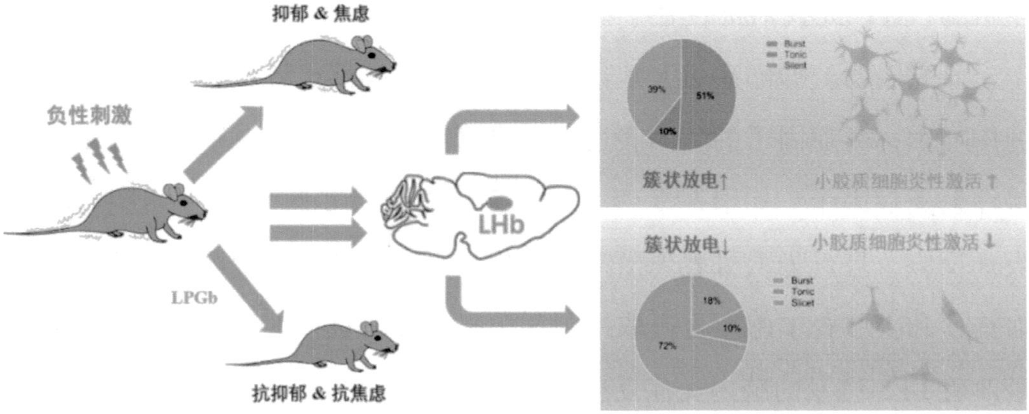

图 9-1　枸杞糖肽在预防抑郁症中的作用机制示意图

第六节　枸杞糖肽对渐冻症的神经保护研究

肌萎缩侧索硬化（ALS）是一种神经退行性疾病，影响运动神经肌肉系统，导致进行性肌无力、瘫痪，是一种致命的成人疾病。多数患者在诊断后3~5年内因呼吸衰竭而死亡。目前，利鲁唑和依达拉奉是FDA已经批准的用于ALS治疗药物，但是只能延缓疾病的进展并缓解某些患者的少量症状，并且有一定的副作用。目前，ALS并没有特异有效的治疗方法。

四川省医学科学院、四川省人民医院乐卫东教授小组对ALS转基因SOD1G93A小鼠进行了枸杞糖肽组和生理盐水（0.9%氯化钠溶液）组对照试验。试验发现，枸杞糖肽可以延缓小鼠体重下降的速度，延长其生存周期，并缓解疾病的进展。枸杞糖肽可以调节小胶质细胞的活化状态，通过抑制小胶质细胞的过度激活，缓解ALS小鼠疾病的进展。枸杞糖肽还可以抑制促炎因子的产生，抑制神经炎症，从而发挥治疗作用，延缓疾病进展，延长小鼠的平均生存周期。以上研究发现，枸杞糖肽对ALS转基因小鼠有一定的治疗作用。

因此，枸杞糖肽可能是治疗ALS的一种潜在干预手段，其疗效可能与其抗炎特性有关。这为ALS的治疗带来了新的希望。目前，枸杞糖肽的疗效还需进一步研究与证实，但是这些初步的发现为研究和开发新型ALS治疗方法提供了新思路，并有望为ALS患者带来新的治疗选择。

第七节　枸杞糖肽具有缓解帕金森病的作用

帕金森病（Parkinson’s disease，PD）也称为震颤麻痹，是一种以中脑黑质致密部多巴胺能神经元丢失和神经元内路易小体（主要成分为α-突触核蛋白）出现为特征的慢性神经退行性疾病。临床上常用行为功能的异常作为诊断帕金森病的指标，主要包括动作静息性震颤、运动迟缓、肌肉僵直、姿势不稳等帕金森样症状（Parkinsonism），随着疾病的发展与恶化，晚期可能出现抑郁、焦虑、认知障碍、睡眠障碍、嗅觉紊乱、便秘、空间学习与记忆功能损伤等一系列非运动症状。流行病学数据显示，60岁以上人群的患病率为2%，而中国的PD患者约占全球患者总数的50%，居世界首位，是目前日趋老龄化的社会亟待解决的一大沉重负担。帕金森病是现代医学的一大难题，病因尚不完全清楚，并缺乏标准化的治疗手段。目前，应用最广泛的是左旋多巴制剂美多芭，自1973年上市至今已沿用40多年，但实际只有5%~10%的左旋多巴能够透过血脑屏障，其余分散在体内，引发包括运动障碍和直立性低血压等多种副作用。单胺氧化酶B抑制剂，如司来吉兰与美多芭联用能够相对减少左旋多巴的用量，但蜜月期过后也会出现疗效减退、症状波动、副作用明显等情况。因此，现有的西医药治疗手段均无法有效阻止病情发展，且患者因需要终身服药来改善症状，使用毒副作用小的中医药成为优选或者辅助的治疗方式。

在中医学，PD相关的症状表现属“颤证”范畴，早在黄帝内经时期就有对其症状的描述。《素问·至真要大论》曰："诸风掉眩，皆属于肝""诸暴强直，皆属于风"。肝风内动，导致震颤发作。明代医家孙一奎在《赤水玄珠》中首次命名了"颤振症"现为"帕金森病"，历代学者对此均有相应论述和经验积累，目前认为本病病机大体总属本虚标实，本虚为肝肾亏虚、精血不足，标实为风、火、痰、瘀、毒、寒。第三届中华全国中医学会老年脑病学术研讨会将"颤证"认定为痰热动风、血瘀生风、气血两虚、肝肾不足、阴阳两虚证型。中医药对帕金森病的辨证论治多从肝风论之，根据本病本虚标实的病机，治疗上在平肝熄风的同时，重视补益肝肾、治病求本，标本兼顾，并根据整体观念给予个体化治疗，不仅能适当延缓疾病的进展，而且与美多芭协同使用可提高疗效，减缓增量，缓解运动障碍等不良反应。因此，中医药在延缓疾病过程、提高患者的生存质量方面具有重要意义。

现代药理学结果显示，枸杞子具有保护神经、清除自由基、抗炎症等作用，广泛用于养生、保健等领域。中国科学院上海有机化学研究所田庚元研究员团队首次在枸杞中发现枸杞糖肽成分，研究表明，枸杞糖肽为枸杞子中提取的一种多糖与肽链以共价结合的糖缀合物，有5种组分（LbGp1、LbGp2、LbGp3、LbGp4和LbGp5），有明确的三维结构与鉴定方法，其制备方法包括纯物理离心、膜过滤提纯、真空冷冻干燥等。枸杞糖肽与以往研究的枸杞多糖有所不同，枸杞多糖是枸杞子中一类粗多糖的总称，由葡萄糖、半乳糖、甘露糖、阿拉伯糖等几种单糖组成，枸杞多糖在枸杞子中的含量为2%~5%，《中华人民共和国药典》要求枸杞子中枸杞多糖含量测定不得少于1.8%（以葡萄糖计）。

研究团队发现，枸杞糖肽能够逆转MPTP（1–甲基–4–苯基–1，2，3，6–四氢吡啶）造成的PD小鼠模型的行为学障碍，包括爬杆试验（通过记录小鼠由爬杆顶部爬至底部所需时间，来评估小鼠的四肢协调能力和敏捷度）、转棒实验（通过记录小鼠在转棒仪上运动的抗疲劳时间，来评估小鼠的运动协调能力）、CatWalk 步态分析（通过综合分析小鼠在自然行走时的运动轨迹，来评估其因运动缺陷等原因引起的步态改变）等。枸杞糖肽和阳性药雷沙吉兰均能够明显改善 MPTP 小鼠模型的运动协调能力、改善敏捷度、改善平衡保持能力、改善四肢使用及运动状态和步态的稳定性，但与枸杞糖肽相同剂量的枸杞子提取物和枸杞多糖则无明显保护作用。研究团队采用 SNCA 转基因小鼠、6-OHDA 大鼠等多种 PD 动物模型对枸杞糖肽的作用做进一步验证，行为学评价试验均显示枸杞糖肽能显著改善模型动物的 PD 样运动障碍，而同样剂量的枸杞子提取物和枸杞多糖则未见明显保护作用。同时，病理学试验表明，枸杞糖肽能够显著逆转多种 PD 动物模型中脑酪氨酸羟化酶 TH（多巴胺能神经元标志物）的水平的降低情况，与枸杞糖肽缓解 PD 样行为学症状缓解的结果一致。在机制研究方面，研究团队初步发现，枸杞糖肽保护多巴胺能神经元的机制可能与其免疫调节的作用有关；枸杞糖肽能够有效缓解 PD 动物模型中脑的小胶质细胞和星形胶质细胞的激活，并且下调多种表征炎症水平的炎症因子如 IL-1β、IL-6、TNF-α 等的表达和分泌。综上所述，研究团队采用多种 PD 动物，通过多个行为学和病理学试验，证明枸杞糖肽对 PD 存在显著的保护作用，具有较大的开发应用价值。

第八节　枸杞多糖改善青少年抑郁症状效应及相关机制

枸杞子作为一种传统名贵中草药，中医上其主要药理作用为补肾养阴，治虚劳消渴。枸杞子主要活性成分是枸杞多糖（Lycium Barbarum Polysacharides，LBP）。LBP 是酸性杂多糖的糖链与蛋白质的肽链以共价键的形式结合的含肽多糖，含量比较高的单糖分别是甘露糖、鼠李糖、半乳糖醛酸、葡萄糖、半乳糖、木糖和阿拉伯糖。为研究枸杞作为中药的治疗效应和相关机制，近年来研究团队从枸杞中提取 LBP，进行了一些试验研究。

一、枸杞多糖改善青少年抑郁症状的效应

阈下抑郁（Subthreshold Depression，SD）又称轻度抑郁，是具有一定的抑郁症状但不满足重度抑郁障碍（Major Depressive Disorder，MDD）诊断标准的一种状态，发生率高于 MDD，为 10%~28%。未经任何干预的 SD 在 12 个月内发展为 MDD 的概率高达 26%。枸杞多糖（LBP）为枸杞的主要活性成分。动物模型研究发现，LBP 可能通过抗氧化、调控炎症因子和促进海马神经元再生等发挥抗抑郁作用。枸杞子具有安全性高和经济的特点。然而，目前仍未有 LBP 治疗 SD 青少年的临床试验报告。

为了研究 LBP 改善青少年抑郁症状的临床疗效和安全性，苏国辉院

士团队和林康广团队开展了青少年抑郁的随机、双盲、安慰剂对照试验（Randomized Controlled Trial，RCT）。参与者被随机分为两组，分别每天接受 300 mg 的 LBP 干预［LBP 组，n=15，3 名男孩和 12 名女孩，年龄（15.13 ± 2.17）岁］和安慰剂对照［安慰剂组，n=14，2 名男孩和 13 名女孩，（15 ± 1.71）岁］，连续干预 6 周。

研究结果显示，与安慰剂组相比，干预结束后 LBP 组的 24 项汉密尔顿抑郁量表（24 items Hamilton Depression Scale，HAMD–24）改善更大，缓解率更高（HAMD–24 ≤ 7 分）。干预前后两组间的贝克抑郁量表 II（Beck Depression Inventory-II，BDI-II）、匹兹堡睡眠质量指数（Pittsburgh Sleep Quality Index，PSQI）、凯斯勒心理痛苦量表（Kessler Psychological Distress Scale，Kessler）和儿童焦虑相关情绪障碍筛查量表（Screen for Child Anxiety-Related Emotional Disorders，SCARED）评分变化没有统计学差异。

以上结果表明，LBP 可以改善青少年的抑郁症状。此外，LBP 安全性高、无明显不良反应。

二、枸杞糖通过降低机体的炎症反应改善青少年抑郁症状

研究团队最近的双盲、随机、安慰剂对照试验（RCT）发现枸杞多糖（LBP）可以明显地改善青少年的抑郁症状。在此基础上，研究团队进一步探索 LBP 的抗抑郁效应是否与其抗炎作用有关。

在这项为期 6 周的 RCT 试验中，研究团队在干预前后分别测量了 LBP 干预组（LBP 干预，n=14）或对照组（安慰剂，n=10）外周血样本中常见的细胞因子水平。使用独立的 t 检验比较两组间细胞因子水平的变化。基于网络的分析用于评估干预措施的全身免疫反应。

两组间的人口学资料和临床特征没有统计学差异。与安慰剂组相比，干预结束后 LBP 组 IL–17A 因子浓度降低更加明显（t=–2.25，P= 0.04）。

此外，网络水平分析表明，LBP 干预降低了细胞因子之间的相关性和连通性（Z=3.34，$P<0.01$），这与 LBP 改善抑郁症状有关。

团队的研究提示，6 周持续的 LBP 干预可以降低机体的免疫反应，这可能与 LBP 抗抑郁作用有关。

第九节　枸杞多糖提取纯化的研究进展

植物多糖是指存在于植物中的一类多糖，根据它们在植物中的位置可以分为三种类型，包括细胞壁多糖、细胞内多糖和细胞外多糖。细胞壁多糖主要包括一些常见的多糖，如果胶、纤维素和半纤维素，而细胞内多糖包括葡聚糖、游离多糖等。而细胞外多糖则包括一些树胶等多糖。由于这些多糖来自于植物的不同部分，因此，它们通常具有不同的结构和药理特性。不同的提取方法和介质可以通过水解和破坏细胞的不同部位来溶解不同类型的多糖，从而产生具有不同功能特性的各种多糖。

枸杞多糖是一种多糖，它由多种单糖单元组成，包括葡萄糖、甘露糖、鼠李糖、半乳糖、木糖、果糖、阿拉伯糖、半乳糖醛酸和葡萄糖醛酸等，通过脱水缩合以糖苷键聚合而成的高分子化合物。枸杞多糖还与少量的蛋白质、多肽、脂质等缀合，形成糖苷复合物。枸杞多糖的分子量分布在10~2 300 ku之间，占枸杞子干果的5%~8%。枸杞多糖属于一类水溶性的杂多糖，是一种极性大的化合物。因为水的极性最高，所以它可以最容易穿透植物组织。因此，水提取法是获取枸杞多糖的经典方法。通常，水提取的料液比为1 ： 10~1 ： 35，提取时间为2~7 h，提取温度为70~100 ℃，提取次数为1~5次。

为了提高枸杞多糖的提取率，研究团队通过响应面法分析了水提法的温度、提取时间、料液比和提取次数对其提取率的影响。他们发现，在提取时间为 5.5 h，料液比为 1 ∶ 31.2，提取温度为 100 ℃，重复提取 5 次的条件下，多糖提取率最高，达到 23.13%。此外，Dong 等开发了一种微波超声偶联辅助水提取法，该方法使用 95 ℃微波提取 10 min，50 ℃超声提取 30 min，并重复该过程 2 次。在这种条件下，枸杞多糖的提取率达到 6.5%。研究团队则利用水在亚临界状态下氢键减弱、极性范围增大的特点，设计了一种超声辅助亚临界水提取枸杞多糖的方法。该团队通过响应面法优化提取温度、提取时间、料液比和超声功率这 4 个主要参数，得到了亚临界温度 110 ℃，提取时间 60 min，料液比 1 ∶ 25，提取压力 5 MPa 和超声功率 140 W 的最优提取条件。在该条件下，LBP 的提取率为 4.44%，显著高于超声提取（2.99%）和回流提取（3.44%）2 种方法。

此外，研究团队对比了回流水提取、超声水提取、亚临界水提取和超声辅助亚临界水提取 4 种方法对枸杞多糖提取率及化学成分含量的影响。研究发现，亚临界水可以提取更多极性偏小的蛋白和多酚类物质，而超声辅助亚临界水提取得到的枸杞多糖提 取率以及蛋白、多酚的含量是回流水提取的 2 倍。

热水提取（HWE）虽然简单、安全、经济，被广泛用于多糖的提取，但对细胞的渗透性较弱，只能溶解部分细胞内多糖。因此，在提取过程中通常采用酸提取（ACE）和碱提取（ALE）来提高多糖的释放和溶解度。这些方法主要是通过破坏植物细胞壁的结构来促进多糖的溶解。酶法提取（EAE）的提取机制是通过酶的水解作用破坏植物细胞壁中的纤维素，促进水溶性多糖的释放。虽然这种方法具有较高的选择性，但是需要专业的设备和技术，成本较高。

因此，为了获得更加丰富的枸杞多糖结构，必须探索新的提取方式。为提高枸杞多糖的提取率，可以在提取溶剂中添加其他物质，改变溶剂的理化性质或增加溶剂的穿透性，这已经成为一种策略。

研究团队利用木瓜蛋白酶和纤维素酶提取枸杞多糖，并通过正交实验设计优化了两种添加物的浓度。他们发现，在提取温度为 60 ℃，pH=5.0，提取时间为 91 min 时，将枸杞子质量的 2% 纤维素酶和 1% 木瓜蛋白酶加入后，枸杞多糖的提取率为 6.81%。Zhou 等在提取枸杞多糖的过程中添加了一定比例的纤维素酶、木瓜蛋白酶和淀粉酶。虽然多糖的提取率没有明显增加，但是获得了植物细胞壁多糖－果胶，该多糖具有显著的抗阿尔茨海默病疗效。

研究团队开发了一种超声辅助酶解提取法，提取温度为 60 ℃，pH=4.6，超声功率为 80 W，纤维素酶的添加量为枸杞子质量的 1.5%，提取 20 min，枸杞多糖的提取率为 6.31%。Zhou 等系统考察了热水提取、热水酸提、热水碱提、温水酸提、温水碱提以及热水提取偶联碱提取、酸提取偶联碱提取等多种提取方式对枸杞多糖提取率及化学结构的影响。研究结果表明，不同的提取方式得到的枸杞多糖在多糖提取率、总糖含量、总蛋白含量及单糖组成方面有明显不同。同时，发现碱提取的多糖含有更多的中性糖和糖蛋白侧链，分子量也大于酸提取的多糖；高温提取导致糖链碎片增多，分子量比低温提取的多糖略低。

团队利用离子液体（ILs）的特性——细胞渗透性强、萃取条件温和、降解风险低、选择性高、可设计性强等，构建了一种高效提取枸杞多糖的新方法。该研究比较了在水（LBP-W）、0.1 M HCl（LBP-Ac）、0.1 M NaOH（LBP-Al）、0.1% 酶（LBP-E）和 6% 离子液体（LBP-ILs）5 种不同介质中提取的枸杞多糖的理化性质、结构和降血糖活性。

结果表明，5 种不同介质提取所得 LBP 具有相似的晶体结构、红外光谱特征、三螺旋结构和热稳定性。但在化学组成、单糖组成、分子量、糖苷键组成、形貌分析和体外降血糖活性方面存在显著差异。不同的提取介质通过提取不同结构特性的多糖进而影响其生物活性。这是因为枸杞多糖在不同提取介质体系中的物理和化学变化诱导结构和生物活性的变化。其中，LBP–ILs 对 α- 葡萄糖苷酶、α- 淀粉酶和 AR 均表现出显著的抑制活性，明显优于其他 LBP。这可能与单糖组成中 Gal 和 Ara 含量最高、多孔结构丰富、三螺旋结构有关。因此，综合比较这 5 种 LBP 的理化性质和生物活性，表明 ILs 是从枸杞中提取降血糖多糖的一种很有前途的介质，有望应用在其他药用植物中提取多糖。

在枸杞多糖的提取过程中，可能会夹带蛋白质和色素等杂质，这些杂质会对其化学结构和功能特征的测定造成严重干扰。因此，在进行离子交换树脂、葡聚糖凝胶柱层析分离之前，需要对上述杂质进行去除。传统的蛋白质去除方法包括 Sevage 法、三氟三氯乙烷（$C_2Cl_3F_3$）法、三氯乙酸（TCA）法和酶法。值得注意的是，这些方法会对多糖的化学结构和生物活性造成损害。

为了解决这个问题，Shi 等设计并合成了一种单宁酸 –FeIII 和 Fe3O4 磁性纳米粒子复合物吸附剂（Fe_3O_4@TA–FeIII，简称 FTF NPs）。该材料通过单宁酸的氢键与静电作用以及 FeIII 对蛋白质的螯合作用特异性吸附枸杞多糖中的蛋白质。同时，借助 Fe_3O_4 磁性纳米粒子的磁性快速分离，使得 FTF NPs 能够在 10 min 内达到对蛋白质的吸附平衡。该方法对 LBPs 表现出良好的去蛋白性能，蛋白脱除率和多糖保留率分别为 96.2% 和 98.1%。相比于传统的 Sevage 法，该方法不含任何有毒有机试剂，并且对多糖的化学结构和生物活性没有损伤。这项研究还展示了 FTF NPs 的良好便捷性和普适性。

枸杞多糖是一种重要的生物活性成分，但多糖的颜色对其应用和销售造成了一定的限制，因此需要进行脱色处理。目前，常用的枸杞多糖脱色方法主要有 H_2O_2 氧化法、活性炭吸附法和离子交换树脂法。然而，这些方法都存在一定的问题。H_2O_2 氧化会导致多糖的结构发生变化，从而降低多糖的生物活性和构效关系。活性炭无法特异性识别色素和多糖，不仅导致多糖的保留率下降，而且活性炭不能重复使用，增加脱色成本。离子交换树脂在脱色方面表现出一定的优势，但碱性离子交换树脂会吸附酸性多糖，而后者普遍具有显著的生理活性，这可能导致多糖的生物活性受到影响。因此，在选择脱色方法时，需要综合考虑多种因素，如脱色效果、多糖的生物活性和成本等，以选择最适合的方法。

为了脱除枸杞多糖中的色素，研究团队考察了9种大孔吸附树脂的性能，以枸杞多糖保留率和色素脱除率为指标。结果表明，D318树脂在上样浓度为3 mg/mL，树脂用量为0.12 g/mL，pH=7，处理3 h后多糖的保留率和脱色率分别为85.49%和67.32%。虽然脱色率相对其他脱色方法偏低，但该技术多糖保留率高，不会损伤多糖的结构，易于工业化推广。

研究团队还通过采用溶胶–凝胶法制备了一种活性炭固定TiO_2的光催化剂，并将其装填于自行研制的冷电弧–光催化–吸附集成反应器中，用于枸杞多糖的脱色。结果显示，脱色率为80.9%，多糖保留率为80.4%。研究人员发现了一种基于石墨烯纳米材料的脱色方法，可以可持续无损伤地脱除枸杞多糖中的色素。该材料以氧化石墨烯为前驱体，通过胺化得到了氨基氧化石墨烯材料NH_2–rGO。NH_2–rGO具有丰富的sp2杂化碳域和高比表面积，可以和目标分子形成π–π相互作用，从而在5 min内高效快速地脱除LBP中的色素，脱色率高达98.72%，多糖保留率高达95.62%。相较于传统的H_2O_2氧化法和活性炭吸附法，NH_2–rGO的脱色效率和多糖保留率更高，对LBP的化学结构和生物活性没有任何影响，并且还具有良好的重复性。

研究团队开发了一种新技术，利用双水相结合高速剪切（TSE–ATPS）高效提取LBP并同时除杂。该技术相比于热水提取法（HWE），LBP的提取率提高了108.5%；相比于超声辅助双水相提取法（UAE–ATPS），LBP的提取率提高了93.8%。利用红外光谱、离子色谱等手段对其结构官能团和单糖组成进行了表征。结果表明，提取方法、盐的种类、组成和配比以及双水相体系上下相的差异对提取所得LBP的结构和单糖组成均有显著影响。同时，利用相图解释了双水相对 LBP 的提取分离机理。为评价 LBP 在大健康产业中的潜在价值，采用体外方法评价了 LBP 的抗氧化活性。结果表明，相比于热水提取法，该技术在提高 LBP 提取效率的同时，保留了所得 LBP 的抗氧化活性。因此，将醇 / 盐双水相体系的高传质效率和优异的相分离能力与 TSE 技术相结合，在常温条件下加快了目标物质和共存杂质分别向上相和下相的选择性转移，从而实现了 LBP 同步高效提取活性多糖和除杂。这种从中药复杂体系中同步高效提取活性多糖和除杂的新技术，在枸杞多糖及其中药多糖的产业化方面具有重要的应用价值。

第十节　枸杞多糖的超滤膜过滤技术研究

枸杞多糖是一种生物大分子，结构复杂。其生物活性与化学结构和分子量密切相关，因此选择性纯化过程变得非常重要。传统的凝胶渗透色谱、离子交换色谱和分步沉淀方法能将多糖初步分成不同分子量大小的片段，但这些方法存在诸如难以产业化推广、生产和维护成本昂贵以及潜在改变多糖结构的缺陷。尤其是分步乙醇沉淀方法，虽然具有普适性，但近年来研究发现，多糖溶液中加入有机低级醇时，由于分子内氢键的增强，多糖分子开始脱水，进而发生构象转变和重新组装，这为多糖本身结构、活性及其构效关系的研究带来了阻碍。

超滤膜过滤技术是一种利用机械筛分原理进行分离的方法，能够选择性地从溶液中获取目标分子量的溶质。溶质分子能否透过超滤膜，完全取决于其直径和超滤膜孔径。超滤膜分离技术具有分离效率高、能耗低、程序快速、操作简便等优点，通常用于蛋白质等生物大分子的分离。由于没有相转移过程，超滤膜过滤技术主要依赖机械筛分原理，因此对于维持提取成分的原始化学结构和生物活性至关重要。

研究团队基于分子排阻的原理，利用不同分子量的膜元件，构建了一种串联超滤混合膜过滤系统，旨在选择性纯化多糖的特定片段，或将多糖分离纯化成不同的分子量片段，便于精准地活性筛选识别或工业高效靶向利用。

该系统具有以下优点：

一是可以根据实际需求更换不同截留分子量的膜元件组成的模块。在相同分子量膜元件组成的模块中，可以按照对效率的需求将相同分子量膜元件进行多个串联。整个膜分离装置的膜元件，除按照从大到小顺序排列外，其余都可以任意更换。这大大提高了膜分离装置的普适性和便捷性。

二是所使用的不同截留分子量膜元件串联分离系统可以按照需求构建实验室型、中试型和生产型系统。这使得从实验室小试到中试放大再到产业化的无缝技术对接变得容易。

三是整个工作过程都是多糖的水溶液进行基于分子排阻的机械筛分。这有效避免了使用易燃易爆的有机低级醇溶剂，大大提高了操作的安全性。

四是如果在前期多糖的提取阶段进行温度控制，那么整个分离过程中温度精准可控。这最大限度地保留了多糖的活性结构和热敏性有效成分。将该系统用于枸杞多糖的分离中，并对获得的不同分子量的枸杞多糖的理化性质和抗氧化能力进行了初步评价。研究结果可以为膜分离技术在多糖分离中的应用提供理论依据。

第十一节　枸杞多糖化学结构与功能发现的研究进展

氧化应激是指生物体内产生的自由基或其他反应性代谢物与机体自身氧化还原应激反应能力之间的失衡，导致重要的活性生物分子或细胞受到损伤，从而对整个生物体产生不良影响。高水平的活性氧不仅能诱导脂质过氧化、蛋白质和核酸等生物大分子氧化损伤，还能通过介导和调控细胞信号转导的方式诱导细胞炎症、细胞凋亡和异常生产，从而导致机体器官的功能障碍。氧化应激几乎参与了生物体一切疾病的生理病理过程，是多种慢性疾病和心脑血管疾病的主要发病机制之一。现代药理学研究发现，枸杞多糖是一种优秀的抗氧化剂，可以通过多种机制发挥抗氧化效应，包括清除各种自由基、上调抗氧化物酶活性、阻滞脂质过氧化、防御氧化应激损伤、螯合金属离子以及激活抗氧化应激通路等。因此，枸杞多糖被广泛用于功能食品和药物的开发中，表现出调节免疫力、延缓衰老、抗肿瘤、抗阿尔茨海默病、保护神经系统、防治眼部疾病等多种生物学功效。

研究团队对宁夏枸杞主栽品种宁杞 1 号 LBPN–1、宁杞 5 号 LBPN–5、宁杞 7 号 LBPN–7 和宁杞 9 号 LBPN–9 的枸杞多糖进行了系统的研究，包括理化性质、结构和抗氧化机制等方面。

研究结果表明，这 4 种多糖均为杂多糖，主要由半乳糖、葡萄糖和阿拉伯糖组成。不同的化学组成、单糖组成摩尔比值、糖苷键组成造成了热学性能和抗氧化活性的差异。特别地，LBPN-7 具有较强的抗氧化活性，它能够通过 Nrf2/ARE 通路抑制 ROS 生成，上调抗氧化系统，从而保护 ARPE-19 细胞免受过氧化氢氧化损伤。

构效关系研究表明：4 种多糖表现出不同的生物活性，可能与它们的化学性质、单糖组成和糖苷键有关。以上研究结果将有助于进一步了解枸杞多糖的结构特征和生物活性，为枸杞多糖作为一种潜在的天然抗氧化物质用于功能食品和药物开发提供依据。

老年性黄斑变性（Aged-related macular degeneration，AMD）是一种以慢性炎症、氧化应激和衰老为特征的退行性疾病，在全球 55 岁以上人群中普遍存在，占该人群的 10%~15%。AMD 主要影响中央凹的黄斑区，可导致永久性视力障碍或失明，严重影响生活质量。现代研究表明：枸杞多糖能够通过抗氧化、抗炎以及抗凋亡机制发挥视神经保护作用。

研究团队从枸杞子中分离、制备和表征得到一种结构新颖的酸性多糖 LICP009-3F-2a，其分子量为 13 720 u，结构主链为→2）-α-L-Rha-（1→2，4）-α-L-Rha-（1→4）-β-D-GalAp-（1→6）-β-D-Galp-（1→支链分别为 α-L-Araf-（1→5）-α-L-Araf-（1→6）-β-D-Glcp-（1→β-D-Glcp-（1→4）-β-D-Glcp-（1→和 β-D-Galp-（1→3）-β-D-Galp-（1→，支链通过→3，6）-β-D-Galp-（1→的 O-3 键、→2，4）-α-L-Rha-（1→的 O-4 键连接在主链上。该多糖可以通过促进视网膜上皮细胞增殖、调控抗氧化系统的关键转录因子 Nrf2 以及抗氧化酶 SOD1 和 CAT 的表达、下调基质金属蛋白激酶 MMP2 的表达发挥防治老年黄斑变性的作用。同时，还可以通过下调凋亡因子 Bax 的表达阻滞高糖诱导的视网膜病变。

肺癌是由细胞增殖和凋亡失衡引起的一种全球最常见的癌症疾病，发生率和发病率居高不下，严重危害人类生命健康。目前肺癌的传统治疗方法主要包括手术切除，放射疗法和化学疗法，化学放射疗法对患者自身免疫力破坏很严重，具有一定的风险。与之相比，天然药物具有低毒性、刺激性小的优势。研究团队从枸杞子中分离筛选得到一种结构新颖的中性多糖 LBP-1。研究发现 LBP-1 可以通过抑制 A549 细胞增殖、调控周期蛋白 Cyclin D1/CyclinD3 和 CDK 2 的表达、阻滞细胞周期 G0/G1 期、抑制细胞迁移发挥抑制人肺癌细胞的生长作用，呈时间和浓度依赖性。同时研究发现枸杞多糖 LBP-1 可调节蛋白因子 Caspase3、Bax、Bcl-2 在肺癌 A549 细胞中的表达，进而有效地促进肿瘤细胞的凋亡，且 PI3K/Akt/mTOR 信号通路的激活在其中发挥着不可或缺的作用。

缺血性脑卒中（Ischemic stroke，IS）是威胁人类生命健康的三大杀手之一，其发病是由于局部脑动脉供血中断所引起的大脑缺氧和活性氧累积，诱发神经细胞的不可逆损伤，进而导致脑神经功能缺失甚至死亡。尽管缺血性脑卒中涉及的病理机制十分复杂，但是其发病时活性氧瞬间过度产生会击溃机体的抗氧化防御系统，进而引起包括炎症反应、脂质过氧化、血脑屏障损伤、细胞自噬与凋亡等一系列生理事件，导致神经退行性变和神经元细胞的凋亡。因此，氧化应激在脑卒中扮演着主要角色，被认为是脑卒患者死亡的关键诱因，而抑制氧化应激可能会成为防治缺血性脑卒中的主要策略。研究团队从枸杞子中分离得到一种中性多糖 LICP009-3F-1a，其分子量为 10 780 u，结构主链为→ 4）-β-D-Glcp-（1 → 6）-β-D-Galp-（1 →，支链分别为 α-L-Araf-（1 →，β-D-Galp-（1 → 3）-β-D-Galp-（1 →和→ 6）-α-D-Glcp-（1 →，支链通过→ 3，6）-β-D- Galp-（1 →的 O-3 连接在主链上。该多糖能够通过促进神经细胞增殖、逆转并恢复抗氧化物酶 SOD、CAT 和 GPx 的活性，抑制氧化应激反应损伤，下调 HIF-1α 和 VEGF 缺氧诱导因子，阻滞 Bax 和 Caspase3 凋亡基因、上调 Bcl-2 抗凋亡基因的表达发挥抗氧化作用，从而有效防治缺血性脑卒中。

肥胖导致的脂质堆积和异常脂肪细胞分化是多种慢性代谢障碍的主要诱因。随着居民健康意识的提高，人们对于体重管理的需求也在不断增加。目前的肥胖预防和治疗措施是保持热量摄入和热量消耗之间的平衡，以及抑制脂肪生成。因此，脂肪形成已成为治疗肥胖和肥胖相关代谢疾病的潜在治疗靶标。研究团队利用活性追踪的策略，从枸杞子中分离得到了具有抑制细胞内脂质积累的粗多糖 LICP009，进而采用离子交换色谱和凝胶色谱进行生物活性导向分离，最终得到了一种结构新颖的中性多糖 LICP009-2-1。研究发现 LICP009-2-1 可剂量依赖性地降低 3T3-L1 细胞脂质积累和甘油三酯生成，该作用可能与枸杞多糖参与下调脂质生成关键转录因子（PPAR-γ，C/EBP-α，SREBP-1，FAS，LPL，aP2，及 perilipin 1）表达相关，从而表现出显著抗脂肪生成作用。此外，在高脂饮食诱导的肥胖小鼠模型中，口服 LICP009-2-1 可降低肥胖小鼠体重、TC、TG 和 LDL 水平，同时提高 HDL 水平，从而改善高脂小鼠脂质代谢能力。上述结果表明，LICP009-2-1 在体内外均具有抗脂肪和抗肥胖作用，可作为一种抗肥胖药物、药理和功能性食品成分。

第十二节　枸杞化学成分研究概况

2000 年以来，随着分离分析方法和结构鉴定手段的进步，邸多隆（研究员、中国科学院西北特色植物资源化学重点实验室主任）团队对枸杞中化学成分的研究已经从小分子化合物转移到了多糖、糖肽、糖脂等生物大分子的研究。他们的科学研究主要基于三方面原因。

一是多糖是枸杞子发挥药理学作用的主要活性物质，2020 版的《中华人民共和国药典》已经明确将枸杞多糖作为衡量枸杞子品质的质量标志物。

二是分离技术和分析仪器的日趋进步极大地促进了枸杞多糖的化学分离和结构解析，这为阐明枸杞子功效的作用机制、构建枸杞子及其产品的质量品质控制体系提供了新的思路。

三是多糖作为信息和功能分子是生命过程中不可或缺的分子，在细胞的生长、分化、发育过程中担任着关键角色。糖类正在改变人类对生命现象和疾病的认识，多糖结构复杂，功能多样，契合复杂疾病治疗的标准需求，糖类药物有望引领治疗复杂疾病的创新前沿。

植物化学研究表明，枸杞子的化学成分主要有多糖、类胡萝卜素、黄酮、生物碱、苯丙素、木质素、蒽醌、有机酸、萜类、固醇（甾醇）、（甾体）、肽类以及其他小分子和微量元素。通过文献检索和统计，截至 2022 年，共从枸杞属植物中发现了超过 400 个单体化合物，以及 20 余个具有明确结构的多糖类成分。

第十三节 其他方面研究

一、枸杞糖肽缓解损伤诱发的神经病理性疼痛

神经病理性疼痛是神经系统损伤引起的慢性疼痛，一直是全球性疑难疾病。感染、创伤或受压缺血、手术、肿瘤、放射线、代谢性疾病、毒性药物等原因损伤中枢和外周神经，均可引起神经病理性痛。典型症状为异常性疼痛、痛觉过敏和自发性疼痛，患者经受长期的睡眠紊乱、食欲缺乏、精神折磨等。目前临床上对神经病理性痛的治疗欠佳，较大比例的患者对诸如吗啡等麻醉性镇痛药不敏感或容易产生耐受等副作用。神经炎症是神经病理性疼痛的重要致病机制之一，枸杞作为一种传统中药能够抑制神经炎症，减轻感觉神经元或非神经细胞的可塑性异常，消减痛信息传递，缓解神经病理性痛。

研究发现，口服枸杞糖肽能抑制感觉神经元兴奋性，减轻外周及中枢敏感化，缓解神经病理性痛。

二、枸杞糖肽对角膜上皮及视网膜色素上皮损伤的修复作用

枸杞糖肽滴眼液可以改善苯扎氯铵引起的泪膜和角膜上皮损伤，降低角膜浑浊度，提高角膜上皮完整性，增加泪液分泌量，延长泪膜破裂时间，并促进角膜感觉神经功能恢复和角膜神经纤维再生。枸杞糖肽还可以抑制正常或者非增殖性糖尿病患者的诱导多能干细胞分化来源的视网膜色素上皮细胞的增殖。另外，载 100 mg/ml 和 150 μg/ml 枸杞糖肽的同轴电仿纳米

纤维支架可以更好地维持视网膜色素上皮细胞的六边形形态。

三、枸杞糖肽改善听力缺失的作用机理研究

耳聋是临床最常见的一种感官缺陷性疾病，多数为感音神经性耳聋，主要表现为耳蜗、听神经以及中枢通路中的器质性病变所导致的不同种类的听力功能障碍，其中包括药物性聋、噪声性聋、老年性聋等。根据世界卫生组织（WHO）统计数据显示，目前全球约有 4.66 亿人患有听力障碍，而到 2050 年将上升至 9 亿多人。我国是世界上听力残疾人数最多的国家，听力残疾人数高达 2 780 万人。听力功能障碍对患者的生活质量以及社会的经济负担都具有较为严重的影响。

枸杞子具有滋补肝肾，益精明目的功效，同时用于虚劳精亏，腰膝酸痛，眩晕耳鸣等。枸杞糖肽为枸杞中提取的 5 种多糖缀合物的混合物，目前枸杞糖肽用于耳聋治疗的研究还未有报道。

研究团队首先研究了枸杞糖肽对药物性耳聋的保护作用。在新霉素诱导的小鼠药物性耳聋模型中，通过听性脑干反应（ABR）测听，研究团队发现枸杞糖肽灌胃给药能够有效保护新霉素诱导的小鼠听力功能障碍；通过小鼠耳蜗基底膜铺片，进行免疫荧光标记耳蜗毛细胞并计数，结果表明枸杞糖肽不同剂量组（5 mg/ml、10 mg/ml、20 mg/kg）能以剂量依赖性的方式显著改善新霉素诱导的耳蜗毛细胞的丢失。同时在体外细胞实验中，通过 CCK8 检测细胞存活率，团队发现枸杞糖肽 100 μg/mL 能有效抑制新霉素诱导的 HEI–OC1 细胞损伤。为了进一步探讨枸杞糖肽改善听力缺失的作用机制，团队搜集了小鼠血清、耳蜗样本进行非靶向代谢组学分析，通过对小鼠血清及耳蜗中差异代谢物进行富集分析，结果表明，枸杞糖肽主要通过色氨酸代谢通路发挥耳聋保护作用。

在噪声引起的小鼠噪声性耳聋模型中，团队发现枸杞糖肽预防性灌胃给药（20 mg/kg）两周能够明显改善噪声诱导的小鼠听力缺失。小鼠耳蜗毛细胞计数结果显示，枸杞糖肽 10 mg/kg 与 20 mg/kg 能够显著改善噪声引起的小鼠耳蜗中转与底转毛细胞的丢失。免疫荧光结果显示，枸杞糖肽对噪声诱导的小鼠耳蜗毛细胞凋亡以及线粒体活性氧蓄积具有明显的抑制作用。说明枸杞糖肽对噪声性耳聋同样具有保护作用，其作用机制可能与改善氧化应激有关。

先前研究报道枸杞多糖具有抗衰老的作用，团队同样在老年性耳聋模型中验证了枸杞糖肽的作用。通过采用快速衰老模型小鼠——samp8 小鼠为老年性耳聋模型小鼠，在其出生后 30 d 开始灌胃给药，连续给药 75 天，其中在第 30 d、第 45 d、第 60 d、第 75 d、第 90 d、第 105 d 进行 ABR 测听。结果显示，samp8 小鼠听力随着年龄的增长逐渐下降，在第 90 d 后听力几乎完全丧失；而枸杞糖肽给药组在第 90 d 后与 samp8 小鼠相比，听力具有明显的改善，同样免疫荧光结果表明，枸杞糖肽能够减少老年性耳聋小鼠耳蜗毛细胞的丢失。以上结果显示枸杞糖肽对老年性耳聋也具有较好的保护作用。

思考练习题：

1. 什么是枸杞糖肽？枸杞糖肽有哪些有益的生物学功效？

2. 宁夏中宁枸杞（天仁）院士工作站的研究方向是什么？他们发现了枸杞糖肽有哪些神经保护作用？

3. 天仁枸杞和中国科学院上海有机化学研究所合作采用了哪种提取工艺来提取枸杞糖肽？

4. 枸杞糖肽在哪些方面具有应用前景？

5. 枸杞糖肽的关键技术攻克对于产业发展有何意义？

6. 天仁枸杞如何利用枸杞糖肽关键技术进行产业化？

7. 枸杞是宁夏的一种特产，具有巨大的生态、经济和社会价值。你认为在枸杞的种植和加工方面，有哪些发展方向和创新点？

8. 科研成果的转化程度不能满足人民日益增长的需求，人才匮乏尤其制约了产业及企业的发展。你认为政府、科研机构、企业应该怎样共同协作，推动枸杞产业的发展？

9. 枸杞具有很多保健功效，如滋补肾肝、免疫调节、抗疲劳、明目等，也有很多应用领域，如食品、医药、化妆品等。你认为在枸杞的应用研究方面，有哪些有前途的领域？

10. 枸杞提取物具有哪些对视网膜的保护作用？

11. 枸杞糖肽对感光细胞退变的小鼠有哪些治疗效果？

12. 枸杞糖肽与木犀草素联合使用的治疗效果如何？

13. 抑郁症与大脑炎症的关系是什么？请简要叙述。

14. 枸杞糖肽有哪些良好的功效？请简要叙述。

15. 本研究工作中，枸杞糖肽能够改善哪些症状？请简要叙述。

16. 渐冻症是一种什么类型的疾病？它的主要症状是什么？

17. 枸杞糖肽对渐冻症的治疗有哪些效果？它可能是如何发挥治疗作

用的？

18. 目前有哪些用于渐冻症治疗的药物？它们的效果如何？

19. 什么是帕金森病？它的症状是什么？中医药如何治疗帕金森病？

20. 枸杞糖肽是什么？它对帕金森病有何作用？

21. 帕金森病是现代医学的一大难题，目前有哪些治疗手段？

22. 请简述枸杞多糖（LBP）对青少年抑郁症状的改善效果和安全性特点。

23. 为了研究 LBP 改善青少年抑郁症状的临床疗效和安全性，研究团队开展了怎样的试验？试验结果如何？

24. 研究团队的最新试验发现什么？他们进一步探索 LBP 的抗抑郁效应与什么有关？

25. 什么是神经病理性疼痛？枸杞糖肽是如何缓解神经病理性疼痛的？

26. 枸杞糖肽对于角膜上皮和视网膜色素上皮损伤有什么修复作用？

27. 枸杞糖肽是如何改善听力缺失的？枸杞糖肽的作用机理是什么？

28. 枸杞中主要的活性物质是什么？为什么？

29. 枸杞属植物的分布中心在哪里？我国有几个种类的枸杞？

30. 枸杞子有哪些药理作用？

31. 枸杞多糖是一种什么化合物？它的分子量分布范围是多少？

32. 提取枸杞多糖的方法有哪些？哪种方法提取效果最好？

33. 添加其他物质是提高枸杞多糖提取率的一种策略，请举例说明。

34. 为什么选择性纯化过程非常重要？有哪些传统的多糖分离方法？

35. 超滤膜过滤技术的优点是什么？其可用于哪些生物大分子的分离？

36. 研究团队利用什么原理构建了一种串联超滤混合膜过滤系统？该系统有哪些优点？

37. 什么是氧化应激？它与哪些疾病有关？枸杞多糖如何发挥抗氧化效应？

38. 老年性黄斑变性（AMD）是什么？枸杞多糖如何发挥视神经保护作用？

39. 肺癌是什么？枸杞多糖如何发挥抑制肺癌细胞生长和促进肿瘤细胞凋亡的作用？

第九章 野生红果苦味枸杞种质研究的最新进展

2023年6月22日，农业科学家、宁夏农科院研究员袁汉民，在第六届枸杞产业博览会上，交流了“野生红果苦味枸杞种质研究的最新进展”，引起了枸杞界极大关注。

第一节 研究背景

“野生红果苦味枸杞种质研究的最新进展”，是由多位科技工作者跨界研究的，他们以共同的兴趣与责任，历时多年，实地考察了多个地区，采集了多个样品，反复测试验证后，取得了进展。

他们是宁夏农科院枸杞科学研究所袁海静，江苏省中国科学院植物研究所、江苏省植物资源研究与利用重点实验室陈雨，宁夏农林科学院袁汉民，宁夏中宁县消化专科医院王毅，宁夏杞鑫种业有限公司朱金忠，宁夏金沙林场刘向才、冯煦、姚静远，宁夏农科院枸杞科学研究所刘兰英，宁夏农林科学院林业与草地生态研究所董立国。

千年古书《尔雅》等对苦味枸杞功效和特征有描述，然而，苦味枸杞的苦味素来源尚不清楚。研究团队自 2013 年在宁夏发现野生苦味枸杞以来，做了大量的研究工作。

随着研究的深入，越来越感到枸杞是一种神秘的物种，犹如“活化石”“小宇宙”，而当今的人们却知之甚少。

第二节　野生红果枸杞种质资源研究总体思路

一、野生红果苦味枸杞种质初步研究

该研究包括植物学性状、甜味和苦味枸杞间遗传隔离检测、常规杂交后代分离规律、PCR–SSR 分子标记检测等。

二、野生红果苦味枸杞种质进一步研究：野生苦味枸杞遗传进化分析

该研究包括野生苦味枸杞种质分子遗传进化树分析、遗传进化多样性分析、枸杞进化原始祖先研究、枸杞种质资源的遗传类群分析。

三、野生红果苦味枸杞种质深入研究

野生苦味枸杞种质资源调查及其化学成分分析：包括超高效液相色谱–高分辨质谱[UPLC–MS(HRMS)]活性成分分析、分子量、化学结构解析(单体萃取、DVD、核磁共振结构探测)等。

四、基于“多组学”的野生枸杞苦味功能基因研究

该研究包括基因定位、基因序列与验证、甾类化合物代谢通路研究等

五、苦味枸杞育种及应用研究

该研究包括系统育种、常规杂交育种分子标记辅助鉴定、基因编辑等，苦味枸杞临床试验、苦味枸杞中药材认证。宁夏苦味枸杞栽培技术及适宜种植区域规划研究。

第三节 野生红果苦味枸杞资源研究最新进展

一、野生苦味枸杞种质资源调查与分析

2023年以来研究人员采集到山东省单县“千年枸杞”、舟山市“枸杞岛”野生枸杞、中卫市沙坡头区野生枸杞、甘肃省白银市平川区等野生枸杞种质资源样本。即将对西藏等西南地区野生枸杞展开调查。在舟山市嵊泗县“枸杞岛”调查中发现野生枸杞枝条发生了无刺的变异样本。

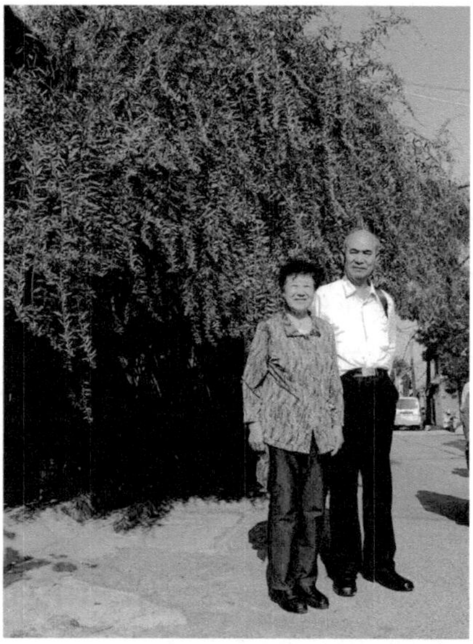

图11-2 山东省单县“千年枸杞”

二、野生枸杞种质资源多样性原生地的发现

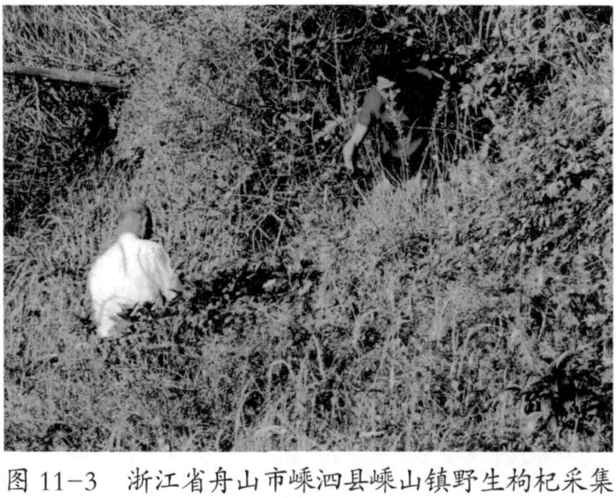

图11-3 浙江省舟山市嵊泗县嵊山镇野生枸杞采集

在2022年下半年以来的“野生苦味枸杞”调查中，发现宁夏同心县、海原县、沙坡头区、贺兰县洪广镇、甘肃白银市、浙江舟山市嵊泗县枸杞乡、嵊山镇等地新发现等地多处新发现野生枸杞种质资源多样性相对集中的原生地，品

尝其鲜果，苦中有辣味、咸味、甜后稍苦等感觉。为本课题的深入研究提供了重要的材料和空间。

三、枸杞遗传进化研究进展

大样本的野生和栽培枸杞种质资源分子遗传进化树分析结果表明，枸杞可能来自 3 个原始祖先群。其中是来自第一原始祖先群的样本占 30% 份；来自第二原始祖先群的样本占 7.3%；来自第三原始祖先群的样本占 62.7%。该三个原始祖先群的样本中均有苦味、半苦味、甜味等种质资源。研究结果显示。宁夏的枸杞种质资源遗传多样性最丰富，来自包括第一、二、三原始祖先群样品。

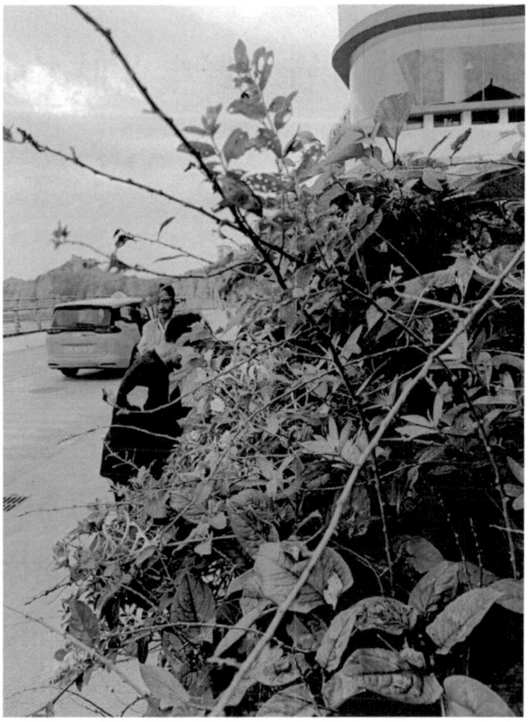

图 11-4　浙江省舟山市嵊泗县枸杞乡野生枸杞

第四节　野生苦味枸杞化学成分研究进展

前期项目组通过对栽培甜枸杞（宁杞 7 号）和野生苦枸杞化学成分对比，本团队提出野生苦味枸杞中澳洲茄碱、5，6- 二氢澳洲茄碱等甾体生物碱类成分是苦味重要来源之一（——植物遗传资源学报，2022）；但是澳洲茄碱、5，6- 二氢澳洲茄碱在野生枸杞的分布情况尚不明确。

一、不同成熟时期野生枸杞的甾体生物碱研究

不同苦枸杞的甾体生物碱差异较大；红枸杞比绿枸杞的甾体生物碱含量高；5，6- 二氢澳洲茄碱的含量比澳洲茄碱的含量高的趋势。

二、 不同部位野生枸杞的甾体生物碱研究

对野生苦枸杞和宁杞 7 号甜枸杞的果实、根、茎、叶的甾体生物碱相对含量分析，发现仅在果实中检测到甾体生物碱类成分。

三、 不同口感野生枸杞的甾体生物碱研究

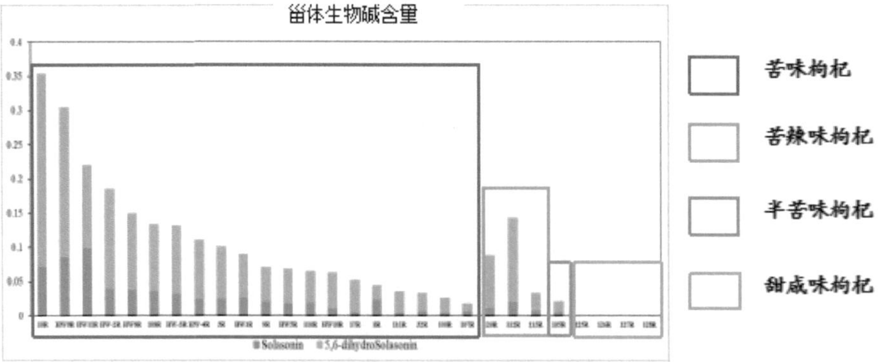

图 11–5　不同口感野生枸杞的甾体生物碱相对含量图

图中展示了不同野生苦味枸杞的甾体生物碱含量差异较大，半苦的野生枸杞中甾体生物碱含量相对较低，在具有甜味的野生枸杞中未发现甾体生物碱。

四、枸杞果实化学成分鉴定

（一）检测分析

对 90 份枸杞样品检测分析后，于 2022 年年底，建立了枸杞次生代谢物数据库，共含枸杞次生代谢物 343 个，并对枸杞 LC–Q/TOF–MS 代谢谱进行了初步代谢物鉴定，共鉴定到 36 种化合物，包括 29 个生物碱，4 个酚酸类，2 个黄酮类，1 个其他类成分。

表 11–1　江苏省中国科学院南京植物研究所鉴定的 36 种化合物汇总表

No	tR	分子式	分子离子	理论值	准确度	碎片离子	鉴定化合物名称	来源
1	1.21	$C_5H_{11}O_2N$	118.0861	118.0863	−1.70	235.1654/58.0657	betaine	a，b，c，d
2	2.10	$C_9H_{11}O_2N$	166.0847	166.0863	−9.63	120.0806/103.0532/91.0540/77.0386	phenylalanine isomer	a，b，c，d
3	4.61	$C_{11}H_9O_2N$	188.0693	188.0706	−6.91	172.6765/142.0670/115.0557	3-amino-2-naphthoic acid	a，b，c，d
4	8.81	$C_{28}H_{42}O_6N_4$	531.3168	531.3177	−1.69	293.1792/222.1091/165.0566/123.0416	kukoamine B ismoer	a，c，d
5	8.84	$C_{31}H_{41}O_{11}N_3$	632.2778	632.2814	−5.69	559.1879/470.2455/255.0641/163.0346	lycibarbarspermidine N isomer	a
6	8.88	$C_{34}H_{52}O_{11}N_4$	693.3708	693.3705	0.38	531.3173/384.1510/293.1755/222.1141/165.0520/123.0432	glu-[kukoamine] ismoer	c，d
7	8.98	$C_{40}H_{62}O_{16}N_4$	855.4228	855.4234	−0.70	693.3708/455.2376/384.1635/293.1857/222.1118/165.0533/123.0425	2glu-[kukoamine] ismoer	a，c，d
8	9.22	$C_{46}H_{72}O_{21}N_4$	1017.4754	1017.4762	−0.79	855.4221/617.2763/455.2350/384.1651/293.1803/222.1125/165.0414	3glu-[kukoamine] ismoer	c，d
9	10.11	$C_{31}H_{41}O_{11}N_3$	632.2778	632.2814	−5.69	470.2179/453.2045/255.0609/	lycibarbarspermidine N isomer	a，b，c
10	10.39	$C_{37}H_{53}O_{16}N_3$	796.3478	796.3499	−2.64	634.3350/472.2438/293.1878/220.0953/163.0361	lycibarbarspermidine G isomer	a，b，c，d
11	10.66	$C_{31}H_{43}O_{11}N_3$	634.2949	634.2970	−3.31	472.2429/310.2133/243.0647/220.0912/163.0391	lycibarbarspermidine B isomer	a，b，c，d
12	10.77	$C_{37}H_{55}O_{16}N_3$	798.3639	798.3655	−2.00	636.3092/474.2571/384.1623/222.1113/165.0532/123.0434	lycibarbarspermidine M isomer	a，b，c，d

续表

No	tR	分子式	分子离子	理论值	准确度	碎片离子	鉴定化合物名称	来源
13	10.97	$C_{31}H_{45}O_{11}N_3$	636.3090	636.3127	−5.81	516.2616/474.2573/384.1682/222.1162/165.0564/123.0454	lycibarbarspermidine J	a，b，c，d
14	11.08	$C_{22}H_{28}O_{14}$	517.1523	517.1552	−5.61	356.0507/283.3018/163.0346/135.0442	dicaffeoylquinic acid	a，b，c，d
15	11.11	$C_{43}H_{63}O_{21}N_3$	958.3977	958.4027	−5.22	796.3515/634.2875/472.2333/310.2096/220.0958/163.0355	glu-[lycibarbarspermidine F] isomer	a，c，d
16	11.28	$C_{37}H_{53}O_{16}N_3$	796.3461	796.3499	−4.77	634.2939/472.2465/382.1481/310.2101/220.0954/163.0377	lycibarbarspermidine F isomer	a，b，c，d
17	11.63	$C_{43}H_{63}O_{21}N_3$	958.3962	958.4027	−6.78	796.3466/634.3108/472.2424/310.2031/220.1020/163.0356	glu-[lycibarbarspermidine F] isomer	a，c，d
18	11.66	$C_{41}H_{57}O_{20}N_3$	912.3561	912.3608	−5.15	750.2983/588.2777/472.2498/310.2162/220.0947/163.0376	dihydrocaffeoyl spermidine derivative	a，b，c，d
19	11.90	$C_{31}H_{43}O_{11}N_3$	634.2950	634.2970	−3.15	472.2558/310.2122/236.1260/220.0960/163.0377	lycibarbarspermidine B isomer	a，b，c，d
20	12.04	$C_{43}H_{63}O_{21}N_3$	958.4014	958.4027	−1.36	797.3315/634.2915/472.2397/220.0953/163.0384	glu-[lycibarbarspermidine F] isomer	d
21	12.18	$C_{41}H_{57}O_{20}N_3$	912.3604	912.3608	−0.44	634.2982/472.2287/382.1468/310.2146/220.0966/163.0376	dihydrocaffeoyl spermidine derivative	a，b，c，d
22	12.38	$C_{43}H_{61}O_{21}N_3$	956.3837	956.3870	−3.45	794.3343/632.2668/470.2449/220.0967/163.0371	glu-[lycibarbarspermidine O] ismoer	d
23	12.42	$C_{16}H_{18}O_9$	355.1021	355.1023	−0.56	267.6487/193.0485/163.0340/117.0380	chlorogenic acid	a，b，c，d
24	12.52	$C_{41}H_{57}O_{20}N_3$	912.3611	912.3608	0.33	894.3124/750.3026/634.2280/498.1680/310.2152/220.0975/163.0394	dihydrocaffeoyl spermidine derivative	a，c，d

续表

No	tR	分子式	分子离子	理论值	准确度	碎片离子	鉴定化合物名称	来源
25	12.73	$C_{31}H_{41}O_{11}N_3$	632.2799	632.2814	−2.37	454.2298/220.0941/163.0373	lycibarbarspermidine N isomer	a，b，c，d
26	12.76	$C_{43}H_{61}O_{21}N_3$	956.3837	956.3870	−3.45	794.3237/632.2553/470.2411/220.0977/163.0410	glu-lycibarbarspermidine O ismoer	d
27	12.86	$C_{37}H_{51}O_{16}N_3$	794.3333	794.3342	−1.13	632.2810/470.2549/382.1389/220.0948/163.0381	lycibarbarspermidine O isomer	a，c，d
28	13.21	$C_{33}H_{40}O_{21}$	773.2117	773.2135	−2.33	491.9178/303.0488/257.0498	quercetin-3-O-rut-7-O-glu	d
29	14.34	$C_{37}H_{50}O_9N_4$	695.3599	695.3651	−7.48	515.7578/398.0473/293.1866/222.1112/165.0520/123.0433	N1，N4，N12-tris（dihydrocaffeoyl）spermine	a，b，c
30	16.27	$C_{27}H_{30}O_{17}$	627.1544	627.1555	−1.75	459.4676/381.0618/303.0517/245.0652/173.0559/153.0182	quercetin-3，7-O-diGlu	a，b，c，d
31	16.85	$C_{38}H_{54}O_{12}$	703.3517	703.3688	−24.3	583.3074/525.3048	lyciumsterol C/D	b，c，d
32	16.85	$C_{21}H_{29}O_9N$	476.1853	476.1905	−10.9	417.1768/363.1450/177.0630/145.0295/121.0643	N-feruloyl-3-O-glucopyranosyl-tyramine ismoer	b，c，d
33	17.30	$C_{27}H_{30}O_{16}$	611.1589	611.1606	−2.78	303.0457/285.0361/257.0380/229.0462/201.0470/153.0178	rutin	d
34	18.46	$C_{45}H_{73}O_{16}N$	884.4951	884.5002	−5.77	866.4831/720.4377/559.3684/414.3340/396.3308/253.1868	solasonine	a
35	18.71	$C_{45}H_{75}O_{16}N$	886.5121	886.5159	−4.29	868.4965/722.4038/580.2822/416.3505/255.2065	5，6-dihydrosolasonine	a
36	22.04	$C_{47}H_{77}O_{17}N$	928.5214	928.5264	−5.38	273.2159/255.2082/161.1308/114.0912	lycioside A	a，b，c，d

（二）野生枸杞与栽培枸杞果实代谢组学分析

不同地区野生苦枸杞和宁杞 7 号甜枸杞的代谢组存在明显差异；

野生和人工栽培对代谢物种类差异影响显著，且宁夏地区的野生枸杞和人工栽培的重合率高。

相同地区的重复样本之间距离较近；不同地区间的野生枸杞和宁杞 7 号甜枸杞样本间有明显分离；这说明不同地区野生苦枸杞和宁杞 7 号甜枸杞的代谢物组成及含量存在明显差异。来自宁夏彭阳县野生红果样本（10R）的 5，6- 二氢澳洲茄碱（886）含量最高。其次是来自宁夏海原县西安镇园河村野生苦味枸杞选系（HW9）、（HW11）等。

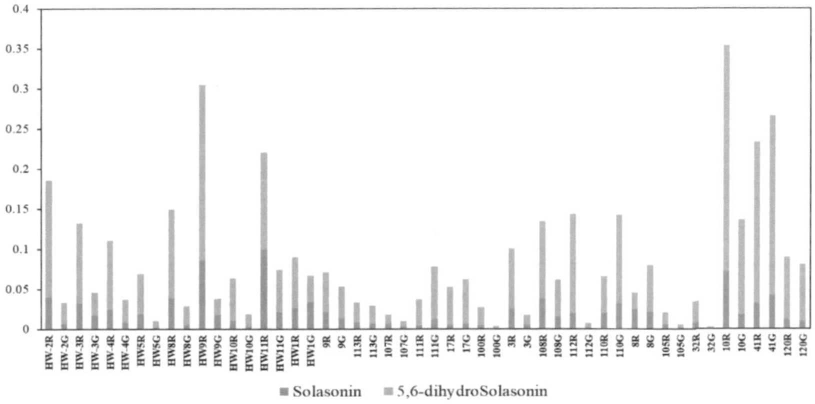

图 11-6　宁夏地区部分苦味枸杞与宁杞 7 号不同成熟时期野生枸杞的甾体生物碱相对含量对比图

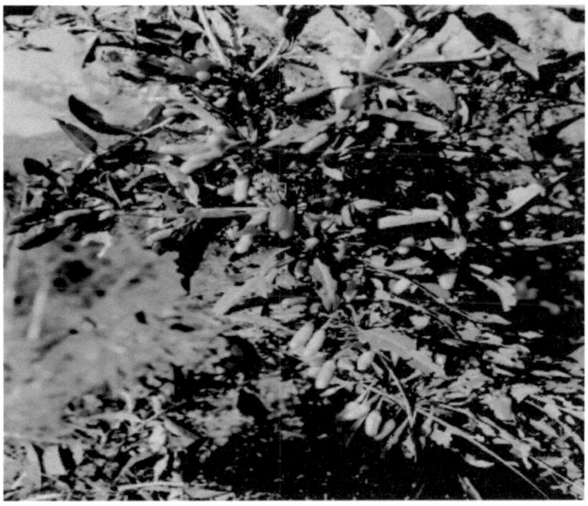

图 11-7　高含量 5，6- 二氢澳洲茄碱（886）的宁夏彭阳县野生红果样本（10R）原生境照片

（三）枸杞根化学成分鉴定

将 VIP 值 >1 的化合物筛选鉴定，野生枸杞成熟鲜果最终得到主要差异化合物 13 个，主要为生物碱类化合物。

表 11–2　野生苦枸杞和宁杞 7 号果实的差异化合物信息

编号	tR	分子式	化合物	离子类型	m/z
1	1.21	$C_5H_{11}O_2N$	betaine	[M+H]+1	118.0861
3	4.61	$C_{11}H_9O_2N$	3-amino-2-naphthoic acid	[M+H]+1	188.0693
10	10.39	$C_{37}H_{53}O_{16}N_3$	lycibarbarspemidine G	[M+H]+1	796.3478
15	11.11	$C_{43}H_{63}O_{21}N_3$	glu- lycibarbarspemidine F isomer	[M+H]+1	958.3977
16	11.28	$C_{37}H_{53}O_{16}N_3$	lycibarbarspemidine F isomer	[M+H]+1	796.3461
17	11.63	$C_{43}H_{63}O_{21}N_3$	glu- lycibarbarspemidine F isomer	[M+H]+1	958.3962
22	12.38	$C_{43}H_{61}O_{21}N_3$	glu- lycibarbarspemidine O isomer	[M+H]+1	956.3837
23	12.42	$C_{16}H_{18}O_9$	chlorogenic acid	[M+H]+1	355.1021
26	12.76	$C_{43}H_{61}O_{21}N_3$	glu- lycibarbarspemidine O isomer	[M+H]+1	956.837
27	12.86	$C_{37}H_{51}O_{16}N_3$	lycibarbarspemidine O isomer	[M+H]+1	794.3333
30	16.27	$C_{27}H_{30}O_{17}$	quercetin-3，7-2glu	[M+H]+1	627.1544
31	16.85	$C_{38}H_{54}O_{12}$	lyciumsterol C/D	[M+H]+1	703.3517
34	18.71	$C_{45}H_{75}O_{16}N$	5，6-dihydrosolasonine	[M+H]+1	886.5121

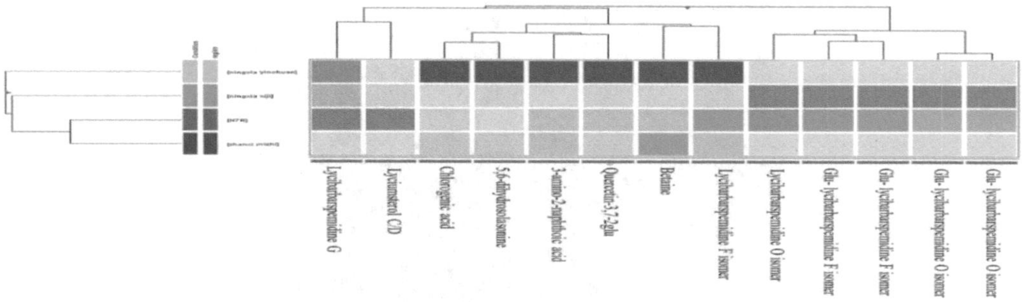

图 11–8　野生枸杞和栽培枸杞果实 13 个主要差异化合物层次聚类热图

（四）枸杞根化学成分检测

共鉴定到 38 种化合物，包括 33 个生物碱，3 个酚酸类，1 个黄酮类，1 个其他类成分。其中来源于野生苦枸杞根的化学成分有 32 个，来源于宁杞 7 号枸杞根的化学成分有 32 个。

（五）枸杞根代谢组学分析

野生苦枸杞和宁杞 7 号甜枸杞根部的代谢组存在明显差异，说明野生和人工栽培对代谢物种类差异影响显著。

将 VIP 值 >1 的化合物筛选鉴定，最终得到主要差异化合物 10 个，主要是有机酸类和生物碱类化合物。

表 11–3　野生苦枸杞和宁杞 7 号根部的差异化合物信息

编号	tR	分子式	化合物	离子类型	m/z	来源
6	7.43	$C_{28}H_{42}O_6N_4$	kukoamine A	[M+H]+1	531.3179	G，N7
8	8.12	$C_{28}H_{42}O_6N_4$	kukoamine B	[M+H]+1	531.3179	G，N7
10	9.36	$C_{28}H_{42}O_5N_4$	dihydrocaffeoyl spermine derivative	[M+H]+1	515.3329	G
13	10.70	$C_{25}H_{35}O_6N_3$	N_1-N_{10}-dihydrocaffeoyl spermidine	[M+H]+1	474.2606	G，N7
17	11.86	$C_{16}H_{18}O_9$	chlorogenic acid	[M+Na]+1	377.0851	G，N7
23	15.58	$C_{34}H_{52}O_{11}N_4$	glu-kukoamine isomer	[M+H]+1	693.3613	G
31	17.85	$C_{31}H_{45}O_{11}$	lycibarbarspermidine Ⅰ	[M+Na]+1	658.2869	G，N7
36	22.52	$C_{16}H_{30}O_2$	palmitoleic acid	[M+H]+1	277.2138	G，N7

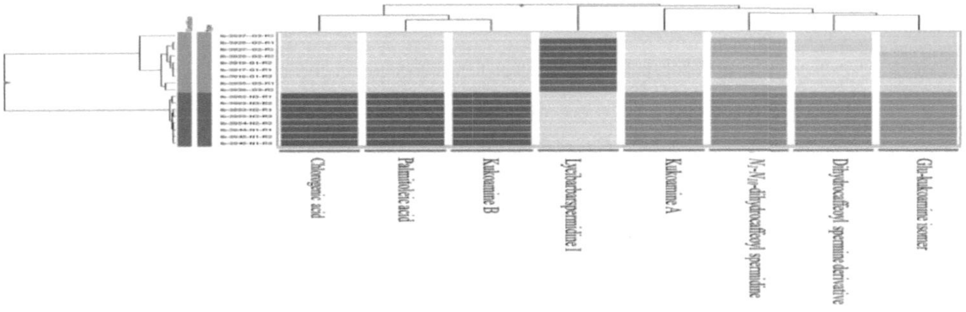

图 11–9　野生枸杞和栽培枸杞根差异化合物层次聚类热图

栽培的宁杞7号枸杞根中含有高含量的绿原酸、棕榈油酸、地骨皮乙素，野生枸杞根中含有高含量的地骨皮甲素、N_1，N_{10}–二氢咖啡酰亚精胺、二氢咖啡酰精胺衍生物；为野生苦枸杞根的开发应用提供参考依据。

第五节　初步结论

“野生红果苦味枸杞种质研究的最新进展”初步结论如下。

一、枸杞属可能来自 3 个原始祖先群，这三个原始祖先群的样本中均有苦味、半苦味、甜味等种质资源，而且 3 个原始祖先群之间发生过“基因交流”。宁夏枸杞种质资源遗传多样性最丰富，来自包括第一、二、三原始祖先群样品。

二、枸杞果呈现有苦、有甜等性状差异是由其果中甾体生物碱的含量差异造成的，且枸杞中甾体生物碱的产生受多个基因控制。

三、由于气候环境条件、地质构造剧变有可能使枸杞遗传物质 DNA 分子结构发生变化，体内甾体生物碱合成相关基因逐步丢失，产生甜味遗传性状变异，其导致澳洲茄胺等甾体生物碱含量降低，“中宁枸杞”是在变异的基础上经过长期人工选育，从而逐步形成了当前栽培甜枸杞。

四、野生苦枸杞红果的甾体生物碱含量比绿果甾体生物碱含量高，且 5,6–二氢澳洲茄碱含量高于澳洲茄碱。主要在果中积累，根茎叶中未检测到。

五、野生苦味红枸杞的甾体生物碱含量比野生半苦红枸杞的甾体生物碱含量高；且枸杞的甾体生物只存在于野生苦味枸杞中，甜咸红枸杞中未检测到。

六、对野生苦枸杞和宁杞 7 号枸杞的果实和根进行差异性分析，其结果表明野生苦枸杞和宁杞 7 号枸杞的果实和根有明显差异，可针对性地对野生苦枸杞临床应用和资源利用提供参考。

思考练习题：

1. 野生红果枸杞种质资源研究总体思路是什么？

2. 野生红果苦味枸杞资源研究最新进展是什么？

3. 野生红果苦味枸杞资源研究最新进展的初步结论是什么？

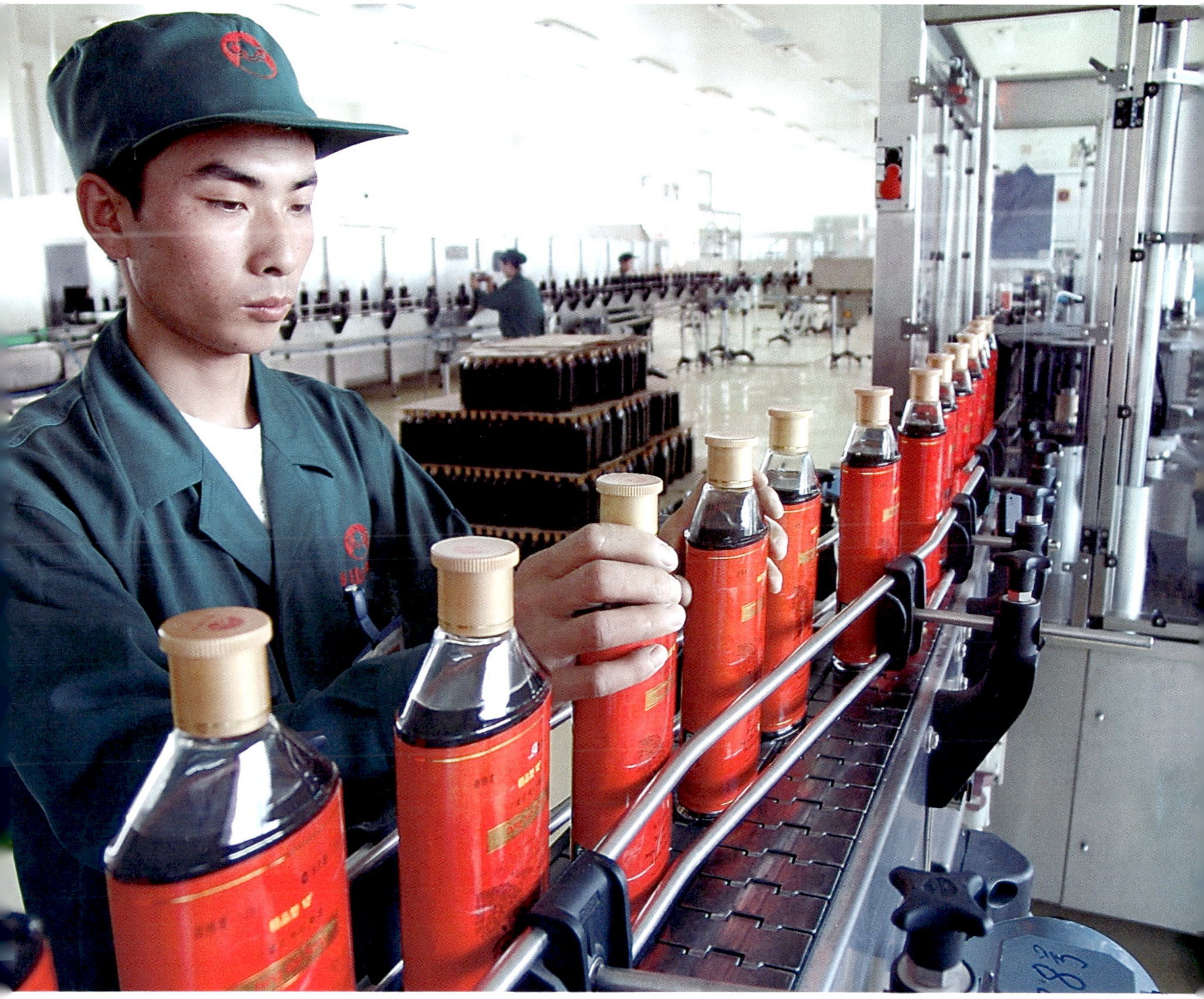

宁夏红枸杞酒

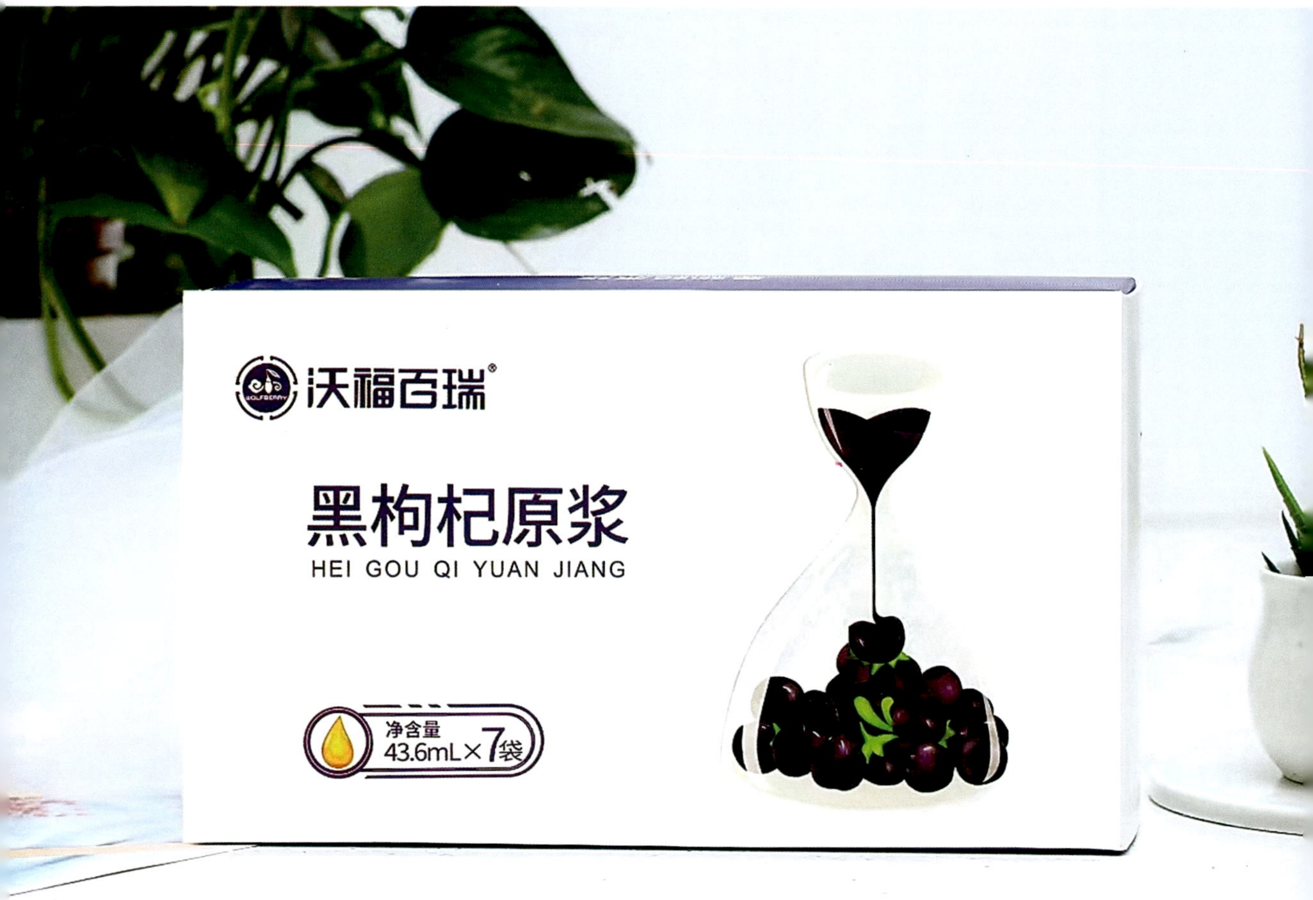

黑枸杞原浆

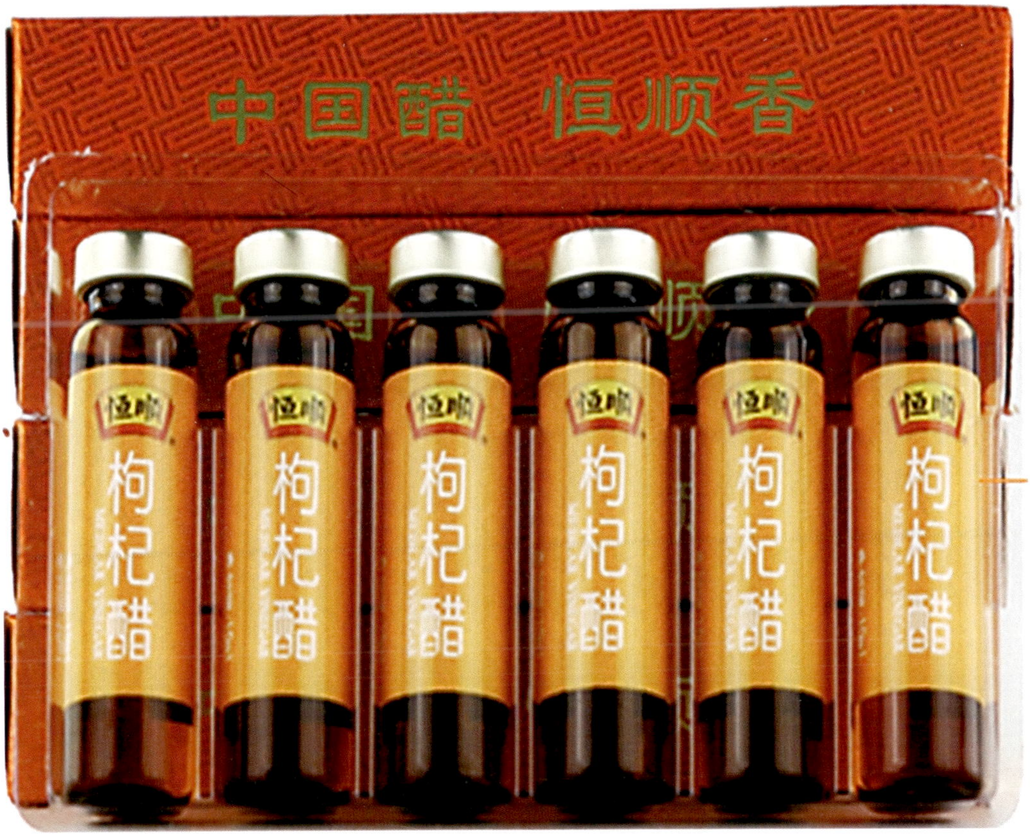

枸杞醋

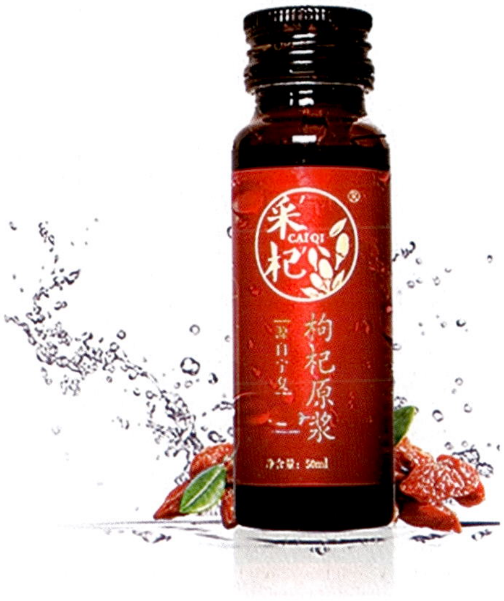

枸杞原浆

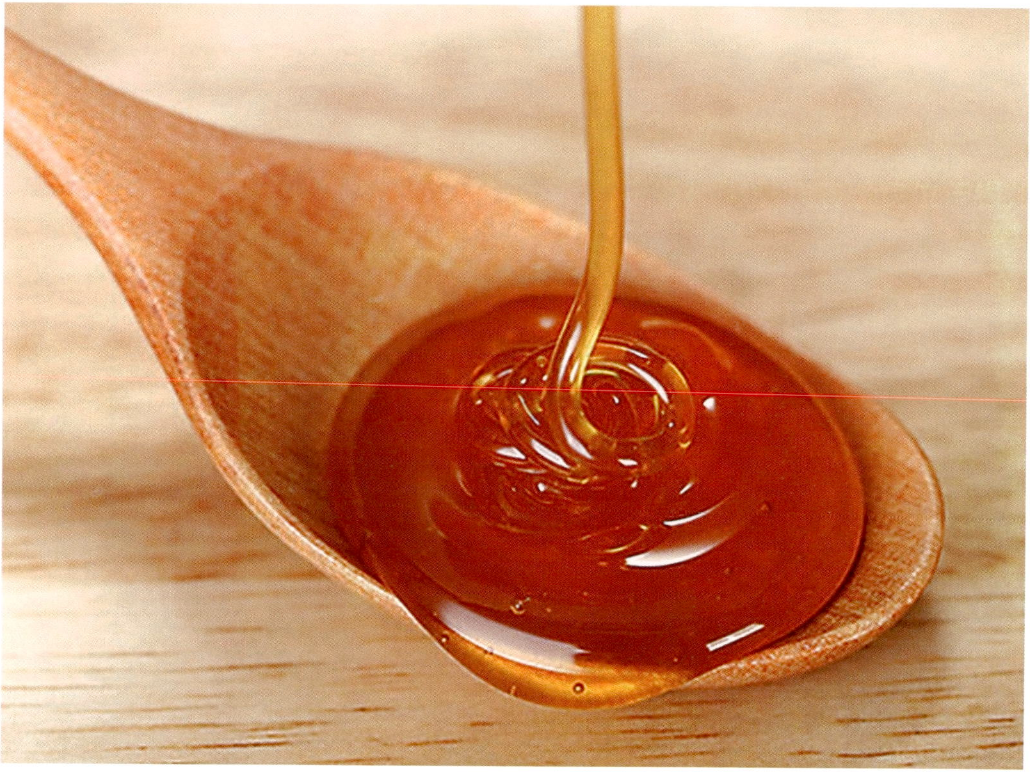

枸杞花蜜

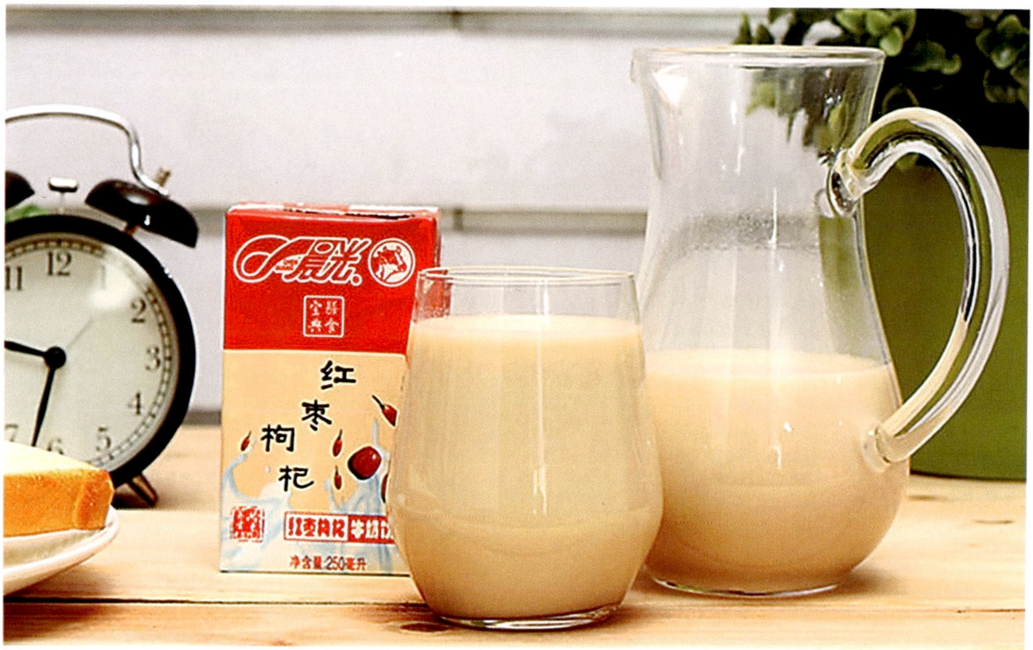

枸杞养生奶

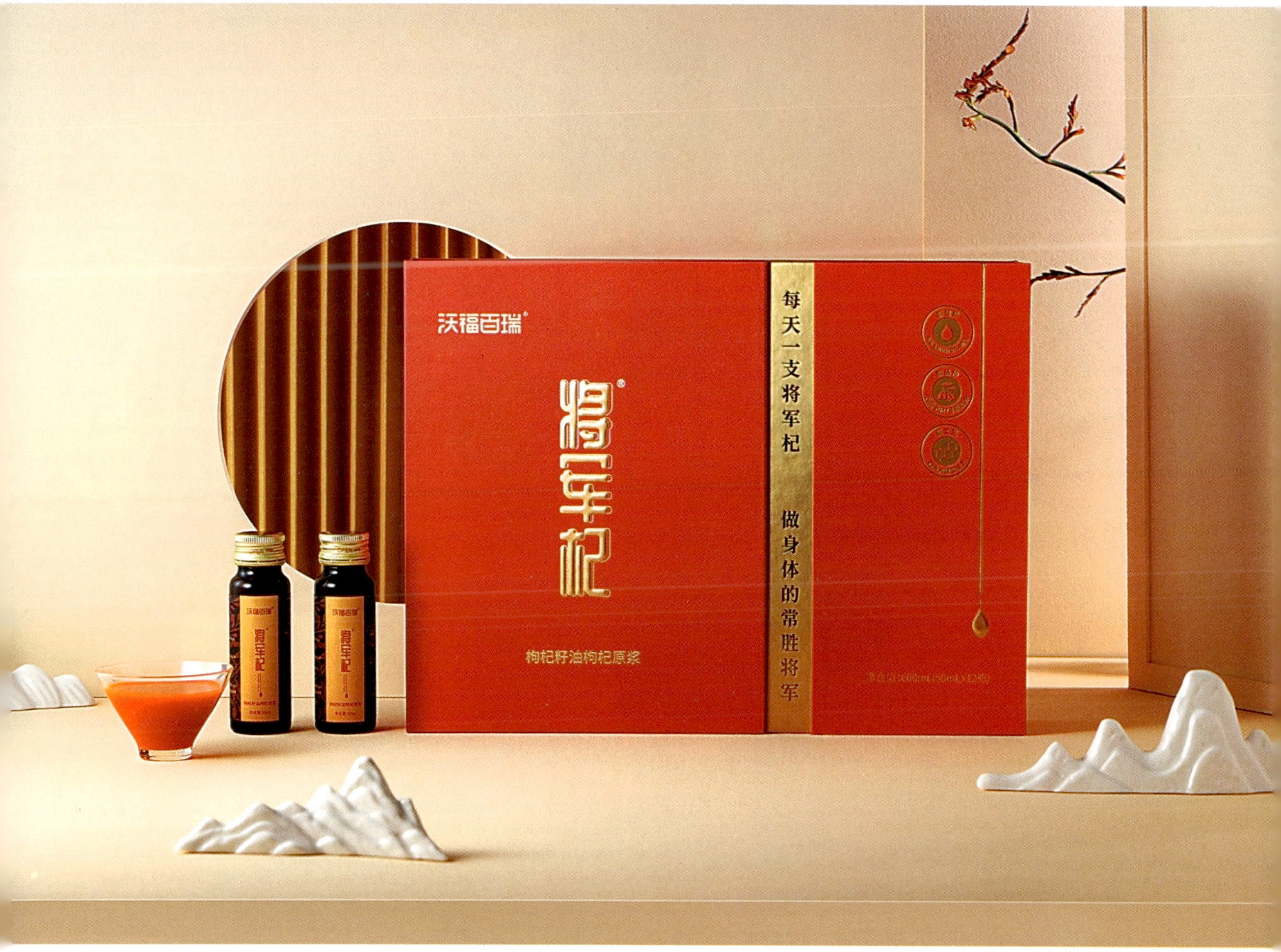

枸杞芽茶

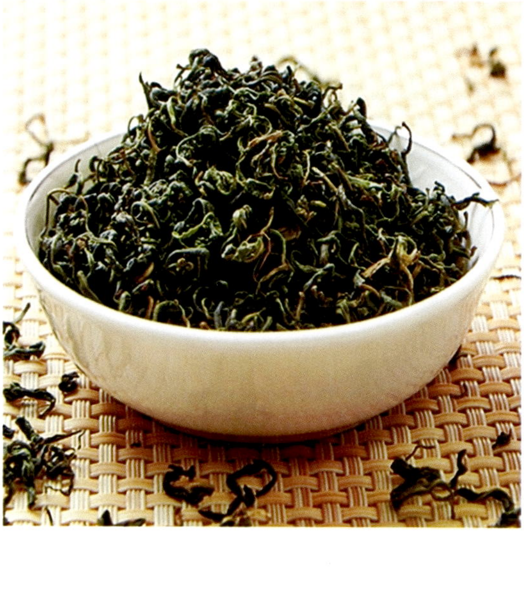

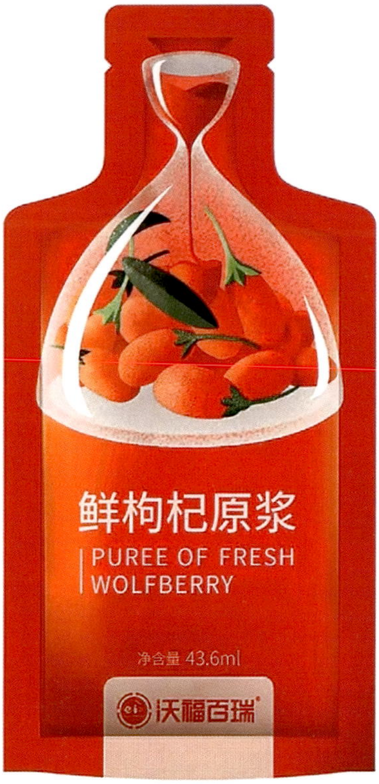
鲜枸杞原浆
PUREE OF FRESH
WOLFBERRY
净含量 43.6ml
沃福百瑞

鲜枸杞原浆

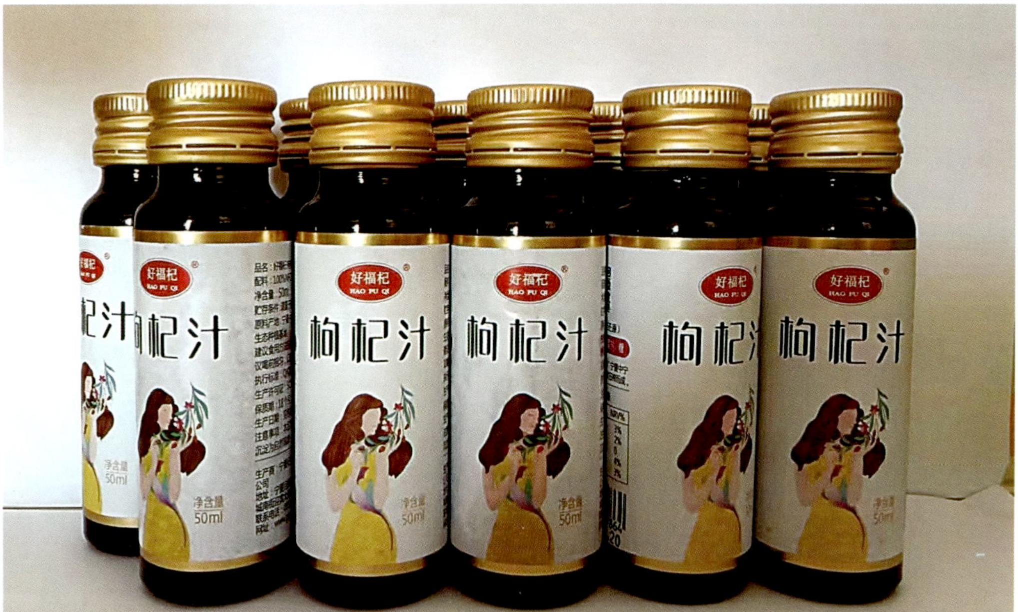
好福杞
HAO FU QI
枸杞汁
净含量
50ml

枸杞汁

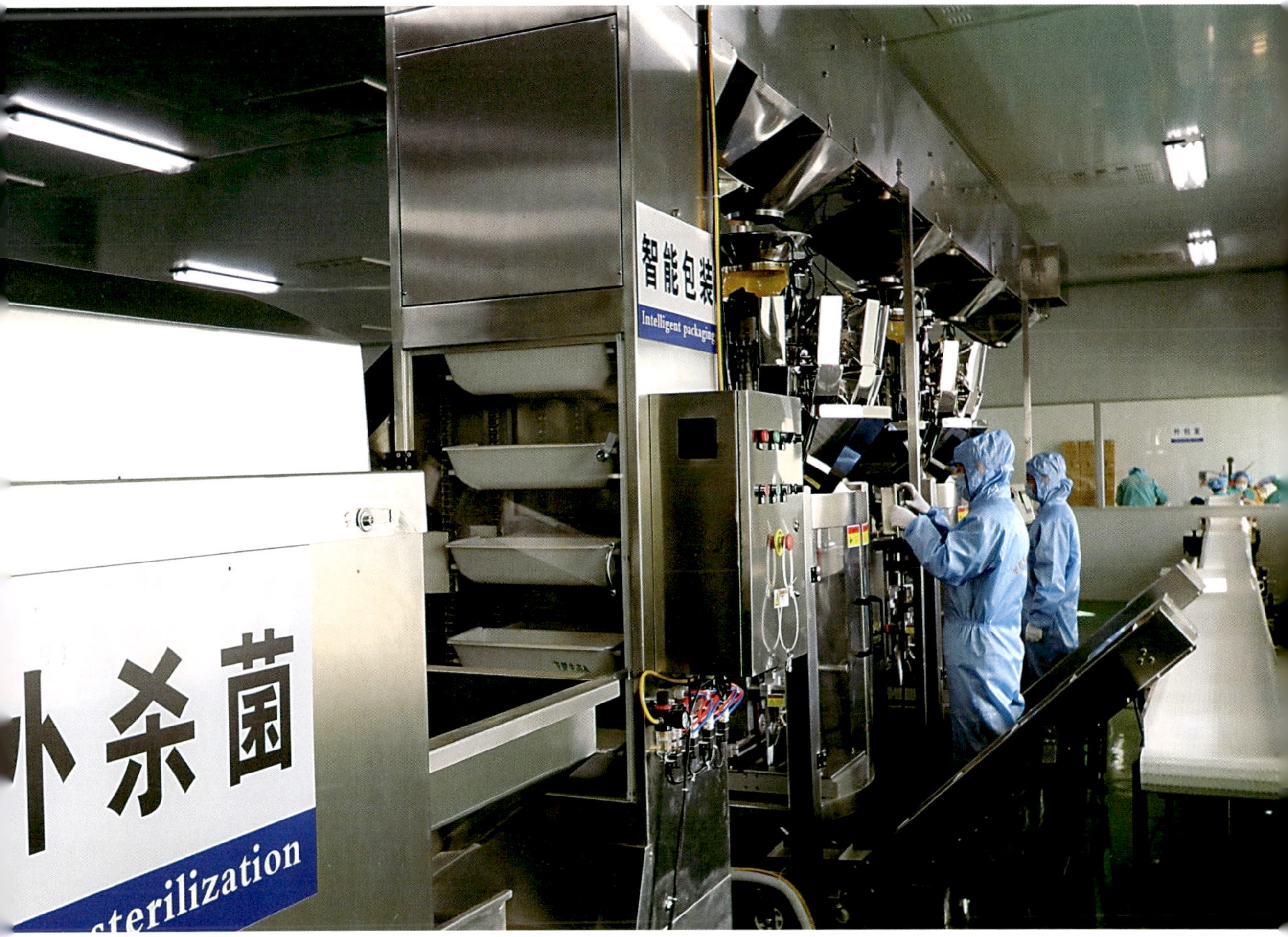

枸杞外杀菌加工车间

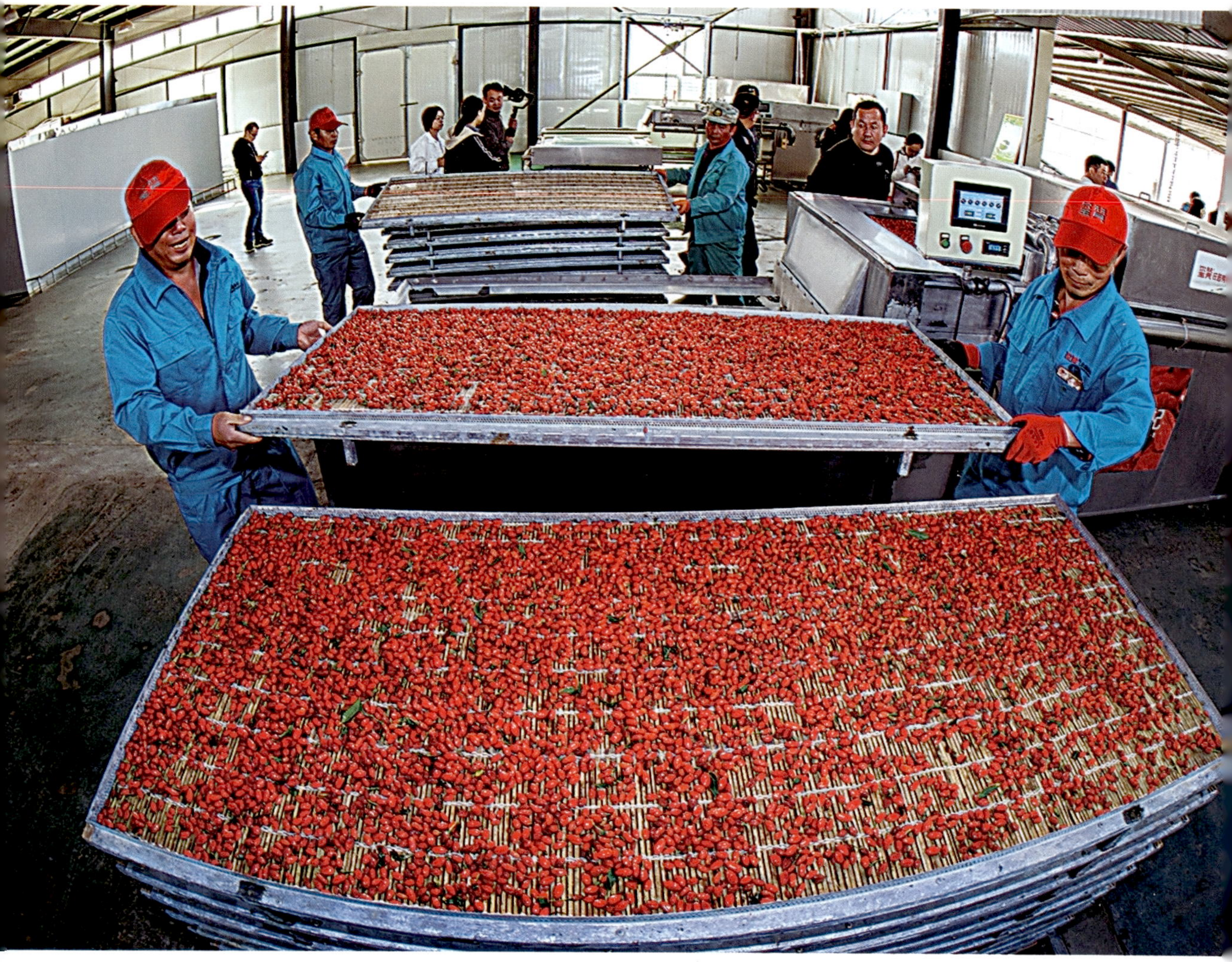

枸杞风干加工车间